Ute Wilhelms

Wie Pferde verletzte Seelen heilen

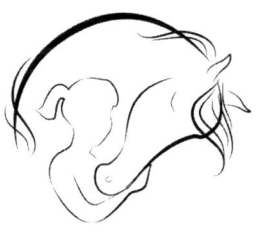

Eine Reittherapeutin erzählt

spiritbooks

© 2013 spiritbooks, 73230 Kirchheim/Teck
Verlag: spiritbooks, www.spiritbooks.de
Autor: Ute Wilhelms
Herausgeber: Ulrike Dietmann
Lektorat: Andrea Zieglowski
Umschlaggestaltung: Antje Stephan, www.epona-spirit.de
Foto, Cover und Autorenportrait: Frank Glienke
Druck und Verlagsdienstleister: www.tredition.de
Printed in Germany

ISBN: 978-3-9815421-6-5

Inhaltsverzeichnis

Vorwort   **7**

Wie alles begann   **11**
Wer bin ich?   11
Mein Weg zur Reittherapeutin   14
Was ist ein Trauma?   18
Warum Pferde als Co-Therapeuten?   19

Möglichkeiten der Arbeit mit dem Pferd   **21**
Die Chance des Patienten, mit Pferd und Therapeuten
eine Bindung einzugehen   22
Wie Pferde Gefühle spiegeln   24
Die Geschichte vom klugen Hans   25

Meine Pferde und meine Verbindung zu ihnen   **27**
Kenja   28
Samurai   28
Kimberly   29
Xsarah   31
Das Drama mit Kimberly   37
Und dann kam Eddie   43
Kimberly, ein Profi auf ganzer Linie   45
Abschied von Eddie   48
Eddie und Annika   50
Tabernero, die Grenze zwischen Genie und Wahnsinn   54

Hilfe aus dem Universum   **57**

Mein erstes telepathisches Erlebnis mit einem Pferd   **61**

Bedeutungsräume bei Menschen und Pferden   **65**
Mit Hilfe des Pferdes den persönlichen Raum entdecken   67

Auf der Suche nach dem inneren Kern 72

Wie Pferde Blockaden lösen **76**

Wie Pferde verschiedene Situationen nachspielen **91**
Claudia 91
Chantal 94
Anke 98
Jennifer 101
Klara 103

Weitere Fallbeispiele aus dem Therapiealltag **114**
Nina und Sieta Diana 114
Der Feind in ihrem Bett 119
Marlies und die Leitstute 129

Und plötzlich war alles bedeutungslos **140**
Kentaur 147

Multiple Persönlichkeiten **150**
Miriam 151
Miriam und ihr Leben nach der Klinik 167
Michi und die vielen Kinder 171

Würdigen, was ist **174**

Ein Wort zum Schluss **176**

Danksagung **178**

Autorenprofil **180**

Literaturliste **181**

Vorwort
von Ulrike Dietmann

Ich fühle mich Ute verbunden, weil sie auf ihre ganz eigene Weise das Herz und die Weisheit der Pferde entdeckt hat. Sie ist dem Ruf der Pferde und ihrer eigenen Stimme gefolgt, ohne zu wissen, wohin sie das führen wird, Schritt für Schritt. Dieser Mut, ins Unbekannte aufzubrechen, ist der Mut, zu dem die Pferde uns einladen. Wir müssen alles, was wir wissen und worauf wir uns aus Gewohnheit stützen, loslassen – und vertrauen. Dann geschehen Wunder, dann geschieht Heilung. Etwas gerät in Bewegung, das jenseits aller Worte stattfindet. Die Menschen, die sich Ute und ihren Pferden anvertrauen, spüren es. Etwas heilt, etwas wächst, etwas wird befreit, was die Menschen lange gefangen gehalten und gelähmt hat.

Diese feinen und zugleich kraftvollen Prozesse beschreibt Ute Wilhelms mit präzisen, einfühlsamen Worten und großem Sachwissen. Sie lädt den Leser ein, die Erfahrungen selbst emotional mitzuerleben und zu verstehen. Worüber sie schreibt, hat sie selbst erlebt, erlitten, erarbeitet. Das macht ihr Buch authentisch und glaubwürdig.

Die Worte, die Ute für die Erfahrungen von zum Teil schwer traumatisierten Menschen findet, sind persönlich, und sie berühren. Wie jeder gute Therapeut zieht sich Ute nicht auf die Haltung des Besserwissers oder Überlegenen zurück. Sie öffnet sich für die Erfahrung, sie öffnet sich für die Beziehung, ganz besonders gegenüber Menschen, die unter großer Not leiden.

Die Heilung und das Wachstum geschehen im Augenblick, das lehren uns die Pferde, jenseits von Konzepten oder therapeutischer Technik - in der Verbindung, im authentischen Sein und in der Akzeptanz dessen, was ist. Dafür hat Ute ein tiefes Verständnis, auf dieser Basis geht sie ihren unverwechselbaren Weg.

Ute Wilhelms ist eine Pionierin in der therapeutischen Arbeit mit Pferden und Menschen. Sie vertraut auf ihre Intuition und innere Weisheit. Sie vertraut den Pferden als Lehrern.

Ich mag dieses Buch, ich mag diese Autorin, weil sie dem Schmerz, der Krise, der Verzweiflung nicht ausweicht, sondern mutig die dunklen

Seiten der menschlichen Psyche annimmt. Der Geist des Buches erinnert an den wilden Geist der Freiheit, den die Pferde in unseren Herzen entzünden. Utes Buch, ihre Arbeit und ihr Lebensweg sind eine Inspiration und eine Einladung an viele, unerschrocken dem Weg zu folgen, auf den Pferde uns locken.

Wir lassen uns gern locken, wir folgen ihnen gern, den Pferden, aus Liebe, aus Sehnsucht, aus tiefer Dankbarkeit, dass es diese wunderbaren Geschöpfe gibt. Ich wünsche Ute Wilhelms viel Erfolg.

Ulrike Dietmann, Autorin von „Auf den Flügeln der Pferde – Eine Heldinnenreise ins Herz der Kreatur" Kirchheim/Teck, 28.06.2012

Für Ute Wilhelms von Amir Shobeiry
Facharzt für Neurologie, Psychiatrie und Psychotherapie

Mein Name ist Amir Shobeiry, ich bin niedergelassener Nervenarzt, Psychiater und Psychotherapeut. Ich arbeite seit sieben Jahren eng mit Frau Wilhelms und ihren Kolleginnen zusammen. Im Rahmen eines Pilotprojektes und später regulärer Integrierter Versorgung haben wir gemeinsam viele schwerkranke Patienten behandelt.

Meine Erfahrung mit Pferden ist sehr eingeschränkt. Ich verließ mein Heimatland 1983 auf dem Rücken eines Pferdes, das mich auf schmalen Pfaden über Abgründe getragen hat. Inzwischen bin ich jedoch ein großer Pferdebewunderer, eben durch Frau Wilhelms und ihre Arbeit.

Ziel der Integrierten Versorgung ist es, durch eine intensivierte ambulante Therapie eine stationäre Behandlung zu vermeiden. Somit unterstützen Frau Wilhelms und ihre Kolleginnen Patienten, die so schwer krank waren, dass normalerweise eine Klinikeinweisung notwendig geworden wäre. Ich betrachte die psychiatrischen Krankenschwestern, die ambulante psychiatrische Pflege betreiben, als Feuerwehrfrauen, die sich mutig in ein brennendes Haus begeben.

Frau Wilhelms zeichnet sich immer als eine besonders tapfere, einfühlsame, kompetente und fähige Person aus, die schwierige Situationen nie gescheut hat. Dabei ist sie immer behutsam und bedacht vorgegangen.

Frau Wilhelms Erfolge, Menschen zu helfen, basieren einerseits auf ihrer Erfahrung und Kompetenz als psychiatrische Fachkrankenschwester und Pflegedienstleitung, andererseits benutzt sie ihren geheimen Zauberstab, die intuitiven Fähigkeiten und Wahrnehmungen ihrer Therapiepferde bei der Reittherapie zur Unterstützung von psychiatrischen und neurologischen Erkrankungen. Frau Wilhelms überrascht mich immer wieder mit der Faszination des psychiatrisch-psychotherapeutischen Einsatzes von Therapiepferden.

Meine erste Rückmeldung erhielt ich von meinen Patienten, die gerade die erste Stunde der Reittherapie absolviert hatten. Sie berichteten aufgeregt und mit leuchtenden Augen von ihren Erfahrungen bei der ersten Therapieeinheit.

Eine Patientin erzählte mir gerührt, dass sie, als sie dabei war, das Pferd in der Herzgegend zu striegeln, etwas gespürt hatte, was jahrelang verborgen war. Sie ist nach Hause gefahren und sagte zu ihrem Mann: „Umarme mich" - zum ersten Mal nach 10 Jahren.

Ich bin während der letzten sieben Jahre immer wieder Zeuge von unglaublichen Erfolgen von Frau Wilhelms und ihrer Reittherapie gewesen. Ich vermute, dass viele unserer heutigen Psychotherapietechniken auf den Verstand zielen und weniger aufs Gefühl. Während der Therapieeinheiten sollte versucht werden, die Gefühle zu erreichen, so geschieht es im Moment hauptsächlich über die Sprache. Das bedeutet, dass schon vorher der Prozess der Übersetzung von Gefühlen über den Verstand erfolgt ist. Anschließend wird das gesprochene Wort übertragen, verstanden und wieder in Gefühle übersetzt.

Das Einzigartige bei der Reittherapie ist, dass Gefühle ohne Sprache durch die Therapiepferde wahrgenommen und wiedergespiegelt werden.

Die Reittherapie ist nicht nur für depressive und angstkranke Menschen eine große Hilfe gewesen. Auch unsere sensiblen und schwer therapierbaren traumatisierten Patienten konnten durch die Hilfe der Pferde wieder Vertrauen fassen und ihre verwirrenden inneren Gefühle besser verstehen und beherrschen lernen. Wichtig ist dabei zu erwähnen, dass einige traumatisierte Personen gar keinen Zugang mehr zu ihren eigenen Gefühlen und Erinnerungen hatten. Erst durch die Hilfe der Pferde war es möglich, die entsprechenden Signale wahrzunehmen und den Betroffenen zu helfen, ihre verborgenen Gefühle wiederzuentdecken. So konnten andere Therapiewege eröffnet werden.

Einen einmaligen Effekt hat die Reittherapie bei Patienten mit unbewussten Aggressionen und Gereiztheit. Menschen, die sich immer wieder fragen, warum die anderen gemein sind, sehen ihre eigenen Anteile dabei überhaupt nicht. In diesen Fällen ist die Wahrscheinlichkeit, dass die Betroffenen die Rückmeldung der Therapeuten akzeptieren, dass Aggressionen ursprünglich durch sie selbst entstehen, gering. Eher wird der Therapeut auch als aggressiv und ungerecht eingestuft, wie alle anderen. Ich habe in mehreren Fällen erlebt, wie Frau Wilhelms und ihr Team diesen Patienten durch Hilfe der sensiblen Pferde vor Augen geführt hat, von wem die unbewusste Aggression ausgeht. Ohne diese wertvollen Erkenntnisse wäre eine Therapie dieser Menschen schwierig bis unmöglich gewesen.

Ich hoffe, dass die Reittherapie irgendwann wie eine medikamentöse Therapie zum Standardinstrument unserer psychiatrischen nervenärztlichen Angebote gehört. In vielen Fällen ist sie wirksamer und auf jeden Fall nebenwirkungsärmer.

Das Buch von Frau Wilhelms zeigt anschaulich, wie die pferdegestützte Therapie in der Praxis funktioniert und schafft somit einige Vorurteile aus der Welt. Diese Form der Therapie befindet sich noch im Entwicklungsstadium. Aber mich als Facharzt hat Frau Wilhelms Arbeit überzeugt und ihre Erfolge geben ihr Recht.

Ich wünsche Frau Wilhelms, ihrem Team aus Kolleginnen und Pferden und natürlich ihren Patienten alles Gute. Auf weitere gute Zusammenarbeit!

Amir Shobeiry,
Facharzt für Neurologie, Psychiatrie und Psychotherapie
Peine, 19.10.2012

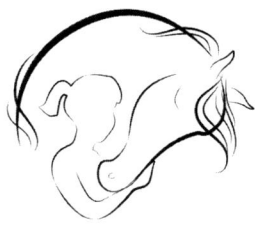

Wie alles begann

Wer bin ich?

Bevor ich meine heutige berufliche und private Erfüllung, als Reittherapeutin zu arbeiten und somit mein Hobby zum Beruf zu machen, verwirklichen konnte, begann mein Reiterleben wie das von vielen jungen Mädchen.

Zunächst darf ich mich Ihnen jedoch vorstellen: Mein Name ist Ute Wilhelms. Ich bin siebenundvierzig Jahre alt. Seit zehn Jahren arbeite ich als Reittherapeutin und leite einen ambulanten psychiatrischen Pflegedienst. Aufgewachsen bin ich in Rheinland-Pfalz, zog aber mit sechzehn Jahren nach Niedersachsen. Ich bin Mutter zweier wundervoller Kinder und bin nach einer Scheidung wieder glücklich verheiratet.

Ich habe einen eigenen psychiatrischen Pflegedienst gegründet und bin seit kurzem eine von zwei Geschäftsführerinnen.

Unser neuer Pflegedienst nennt sich Kentaurus - er versinnbildlicht die Verbindung zwischen Mensch und Pferd.

Doch nun zurück zu meinem Werdegang. Schon als Kind war ich von Pferden, diesen wunderbaren Geschöpfen, fasziniert und ergriffen, dabei war es nicht unbedingt der Wunsch, auf ihnen zu reiten und mich auf ihrem starken Rücken tragen zu lassen. Ihre Anmut und ihr stolzes, dennoch sanftes Äußeres ließen mich vor Ehrfurcht fast erstarren. Ich wollte diese Tiere nur anschauen, vielleicht sogar ihre samtigen Nasen berühren, ihren wunderbaren Duft einatmen und ihn bis in meine Lungen einsaugen. Mein Leben würde dadurch bereichert. Ich glaube, ich ahnte damals schon, dass Pferde genau dies tun würden.

Ich kaufte mir Pferdebücher und sammelte Postkarten. Sehr oft stand ich an den Weiden in unserem Ort und sah mir die Pferde an. Ihre Reiter wirkten auf mich als Kind meist arrogant und überheblich. Sie saßen im wahrsten Sinne des Wortes „hoch zu Ross" und würdigten mich keines Blickes. Die Pferde trugen bunte Bandagen um die Beine und ich dachte damals, dass es sich hierbei um die teuersten Rösser der Welt handelte. Eine Welt, die für mich niemals erreichbar sein würde.

Jeden Tag lag ich meinen Eltern in den Ohren, mir ein Pony zu kaufen, nur ein kleines, vielleicht ein Shetlandpony. Ich wollte mit ihm kuscheln, ihm von meinen Sorgen und Träumen erzählen. Schon als Kind ahnte ich, dass diese sensiblen Tiere etwas Besonderes waren. Intuitiv wusste ich, dass sie mich trösten und beschützen würden.

Die Antwort meiner Eltern auf meine „Flausen" war immer dieselbe: „Wenn du erwachsen bist, kannst du dir ein Pferd kaufen."

Ich durfte jedoch zum Reiten gehen. Ich hatte eine Freundin in der Klasse, deren Eltern einen Hof gepachtet hatten. Zweimal in der Woche durfte ich dort eine halbe Stunde reiten. Gleich nach der Schule fuhr ich mit Claudia und ihren Eltern zu dem Hof. Dort stand für mich die Zeit still. Stunden saß ich einfach nur im Stall und beobachtete die Pferde. Die dreißig Minuten Reiten waren nicht das Wichtigste für mich. Ich liebte diese Zeit mit den Fohlen und den anderen Pferden.

Später ritt ich dann in einem etwas größeren Reitstall einen Ort weiter. Nun bekam ich zum ersten Mal Unterricht. Die Schulpferde wussten allerdings schon genau, was sie machen sollten. Beim Kommando „Abteilung im Arbeitstempo Terabb" trabten die Tiere bereits an. Ich war damals ganz stolz auf mich und dachte, wie jedes andere junge Mädchen, dass ich richtig reiten konnte.

Nachdem ich 1988 meine Ausbildung zur Krankenschwester beendet hatte, tat ich dann endlich das, was ich immer tun wollte. Ich kaufte mein erstes eigenes Pferd - Merlin, ein Araber-Welch-Mix. Er sah ziemlich heruntergekommen aus. Ich wollte ihn retten! Er stand mit circa zwanzig anderen Pferden in einer Reihe. Zu dieser Zeit war noch diese sogenannte Ständerhaltung erlaubt. Dabei handelte es sich um circa eineinhalb Meter schmale, durch Wände oder Ketten getrennte, aneinandergereihte Gassen, in denen die Pferde an einer Kette angebunden waren. Nach hinten waren sie offen, sodass man an die Tiere herantreten konnte. Auf diese Art war es möglich, eine große Anzahl von Pferden auf geringem Raum zu halten. Später wurde die Ständerhaltung aufgrund von Tierquälerei gesetzlich verboten.

Merlin war kastanienbraun, hatte eine rabenschwarze Mähne und einen üppigen Schweif. Sein ganzer Körper war mit schwarzen rundlichen Flecken übersät, an denen das matte Fell wie abgefressen aussah. Fälschlicherweise hielt ich das für Bisswunden. Jedoch hätte mir klar sein müssen, dass ein Pferd, das in einem Ständer angebunden ist, wohl kaum in die Lage kommt, sich Bisswunden einzufangen. Dafür stand der Nachbar nicht dicht genug dran. Doch ich war dreiundzwanzig Jahre alt, wollte unbedingt ein Pferd und überdies die Welt retten. Also kaufte ich das arme Tier.

Nach ungefähr sechs Wochen begann Merlin zu husten. Der Husten wurde so schlimm, dass meine Stallvermieterin nachts kein Auge mehr zumachen konnte. Der hinzugezogene Tierarzt machte nur ein Zeichen, das ich mein Leben lang niemals vergessen sollte. Er zeigte mit dem Zeigefinger auf seinen Hals und machte eine Bewegung, die einen Schnitt imitierte. Das war es also - Merlins Todesurteil! So sah meine Tierrettung aus, mein Traum von einem eigenen Pferd! Von einer Sekunde zur nächsten, alles abgeschnitten! Als wenn man den Film seines Lebenstraums ganz simpel abschneidet.

Ich spürte, wie sich meine Kehle zusammenzog. Tränen stiegen mir in die Augen. Ein Gefühl der Ohnmacht und Hilflosigkeit breitete sich in mir aus. Todesurteil, einfach so? In zwei Minuten entschieden!

Die nächsten Momente liefen wie ein Film an mir vorbei. Fragen über den Händler, Antworten wie: „Da kann man doch kein Pferd kaufen, nur mit Waffenschein und Blutprobe." Und die Angst, Angst um mein geliebtes Pferd.

„Er ist dämpfig, das heißt, er hat ein Lungenemphysem. Sehr wahrscheinlich wurde ihm Cortison verabreicht. Das können Sie nicht mehr nachweisen. Er ist todkrank, könnte unter Ihnen zusammenbrechen. Wenn Sie Pech haben, sind Sie auch tot, weil Sie drunter liegen."

Wortfetzen rasten durch mein Gehirn: „Tot, Cortison, Gangster, keine Hoffnung."

Damals gab es kein Zurück. Ich musste der traurigen Wahrheit ins Auge sehen. Merlin musste sterben. Ich tat ihm keinen Gefallen, ließe ich ihn weiter am Leben. Der Tierarzt erklärte mir, dass seine Lunge schon doppelt so groß wie bei einem gesunden Pferd sei. Er zeigte mir Merlins schmerzverzerrtes Gesicht, das ich zu Beginn unseres ersten Treffens als Traurigkeit gedeutet hatte. Da war ich noch der Meinung gewesen, ich könne ihm helfen. Jetzt musste ich ihn nach nur vier Monaten erlösen. Mein erstes eigenes Pferd - und ich hatte es auf tragische Weise verloren. Mein sehnsüchtig erfüllter Traum war in Null-Komma-Nichts wie eine Seifenblase zerplatzt.

Mein Weg zur Reittherapeutin

Nach meiner Ausbildung zur Krankenschwester erwachte in mir der Wunsch, Reittherapeutin zu werden. Ich wollte zu diesem Zeitpunkt mit traumatisierten Kindern arbeiten. In meiner Vorstellung wusste ich genau und fühlte deutlich in meinem tiefsten Innern, dass Pferde den Menschen helfen konnten, ihr schlimmes Schicksal zu verarbeiten.

Beim Kuratorium für therapeutisches Reiten informierte ich mich über die Möglichkeiten einer Fortbildung. Die Voraussetzungen dafür waren sehr hoch. Als frisch examinierte Krankenschwester ohne Weiterbildung in Psychiatrie hatte ich leider keine Chance.

Mein Weg führte mich zunächst neun Monate auf die Unfallstation des Krankenhauses, in dem ich gelernt hatte. Danach arbeitete ich ungefähr zehn Jahre in einer Praxis für Dialysepatienten. Auf Dauer wurde mir diese Arbeit jedoch zu monoton, folglich suchte ich nach einer neuen Herausforderung.

1998 begann ich, auf einer Drogenentzugsstation im Nachtdienst zu arbeiten. Diese Tätigkeit gefiel mir so gut, dass ich erneut den Wunsch entwickelte, reittherapeutisch tätig zu werden. Zwar hätte ich in dieser Klinik meine Zusatzausbildung zur sozial-psychiatrischen Betreuungskraft machen können und der Weg für eine Ausbildung am Kuratorium hätte mir somit offen gestanden, jedoch kam ich nach drei Jahren durch den ständigen Wechselschichtdienst an meine körperlichen und psychischen Grenzen. Überdies nahm das Gewaltpotential auf der Station von Jahr zu Jahr zu. Der Dienst wurde immer gefährlicher, daher entschied ich mich gegen die Arbeit in der Psychiatrie und wechselte wieder in eine Dialysepraxis.

In den vergangenen Jahren hat sich einiges im Bereich der Reittherapie getan. Es gibt nun mehrere Schulen, die Reittherapeuten ausbilden. Nachdem ich mich eingehend informiert hatte, begann ich 2002 meine Weiterbildung zur Reittherapeutin am Plennschützer Institut.

Nebenbei arbeitete ich auf einem nahen Therapiehof, um erste praktische Erfahrungen zu sammeln. Nach erfolgreichem Abschluss meiner zweijährigen Ausbildung nahm ich eine Stelle in einem psychiatrischen Wohnheim an. Diese Einrichtung befand sich noch im Aufbau, also konnte ich dort viele kreative Ideen einbringen. Mein Chef und meine Kollegen waren hoch erfreut, dass ich Reittherapeutin war. Man stellte mir in Aussicht, hier meinen Traum, gemeinsam mit psychisch kranken Menschen und Pferden zu arbeiten, zu verwirklichen.

„Wir wollten schon immer Therapie mit Pferden anbieten, hatten bisher nur niemanden, der die Weiterbildung hatte", erklärte mir mein Chef bei einem Gespräch.

Zuerst begann ich mit der Leitung einer sechsköpfigen Projektgruppe, die über das Landesamt finanziert wurde. Diese Klienten lebten sowohl in dem Wohnheim, in dem ich arbeitete, als auch in einem weiteren in der Nähe, das ebenfalls unserer Firma gehörte. Die Teilnehmer waren von dieser Art Therapie begeistert und freuten sich über die Abwechslung.

Kenja, meine inzwischen vierzehnjährige Andalusierstute, erledigte ihre Aufgabe voll Engagement. Sie hat ein wunderbares Einfühlungsvermögen. Die positiven Eigenschaften dieses Pferdes werde ich an anderer Stelle genauer beschreiben. Die Menschen lernten, Kenja zu führen, verschiedene Übungen mit ihr am Boden zu absolvieren und als Höhepunkt durften sie auf ihr reiten.

Nach einem Jahr bot sich mir die Möglichkeit, gemeinsam mit einer Kollegin einen ambulanten psychiatrischen Pflegedienst in der Firma aufzubauen. Das war natürlich eine Herausforderung! Dafür sollte ich eigens eine zusätzliche Weiterbildung an der Medizinischen Hochschule Hannover (MHH) absolvieren. Die Qualifikation zur sozialpsychiatrischen Betreuungskraft kam mir natürlich sehr gelegen, unterstützte sie doch meine Qualifikation als Reittherapeutin.

Mein reittherapeutisches Gruppenprojekt umfasste zwanzig Einheiten und dauerte den gesamten Sommer 2005.

Als ich an der MHH begann, sollte ich dort ein Gruppenprojekt über einen Zeitraum von neun Monaten leiten und darüber eine Abschlussarbeit schreiben. Natürlich entschied ich mich für ein reittherapeutisches Projekt. Meine Dozenten zeigten großes Interesse an der Idee, da es zu diesem Zeitpunkt noch nicht viel Literatur zu diesem Thema gab. Während der Ausarbeitung meiner Facharbeit kam mir der Gedanke, später ein Buch über meine Erfahrungen zu schreiben.

Durch den Aufbau unseres ambulanten Pflegedienstes ergaben sich immer wieder Gelegenheiten, Patienten mit schweren Depressionen und verschiedensten Traumata in die Gruppe des therapeutischen Reitens zu integrieren. Die Menschen lernten sehr schnell, ihre versteckten Gefühle wahrzunehmen und grundlegende Dinge in ihrem Leben zu verändern. Unser Psychiater, mit dem wir eng zusammenarbeiteten, war so begeistert von den Erfolgen unserer Patienten, dass er sich nicht mit einem begrenzten Zeitraum zufrieden geben und die pferdegestützte Therapie weiterführen wollte, als das Projekt zum Jahresende auslief - doch so einfach ließ sich dies nicht in die Tat umsetzen. Pferde kosten nun einmal viel Geld und die Krankenkassen förderten keine alternativen Therapiemethoden. Die meisten Patienten konnten darüberhinaus die Kosten für eine solche Maßnahme nicht eigenständig übernehmen. Nach einigen gemeinsamen Überlegungen mit unserer Geschäftsleitung, dem Psychiater und mir, einigten wir uns darauf, dass ich im Rahmen der ambulanten psychiatrischen Pflege pferdegestützt mit den Patienten arbeiten sollte. Die Kosten hierfür trug die Firma anteilig. Ich stellte weiterhin meine Pferde zur Verfügung und bekam im Ausgleich dafür eine Aufwandserstattung. Ich arbeitete zehn Jahre mit Patienten in Einzeltherapiesitzungen und leitete zusätzlich ein jeweils einjähriges reittherapeutisches Gruppenprojekt. Die Teilnehmerzahlen stiegen, die

Erfolge waren umwerfend, aber für Außenstehende leider kaum nach-vollziehbar.

Schnell bemerkte ich, dass die Arbeit mit psychisch kranken Men-schen nicht nur für die menschlichen Therapeuten, sondern auch für ihre tierischen Kollegen eine enorme mentale Belastung darstellt. Die körperliche und psychische Gesundheit der Pferde musste gewährleis-tet werden. Ein einzelnes durfte nicht vollkommen überfordert werden. Aus diesem Grund bildete ich weitere Therapiepferde aus. Das war ein sehr wichtiger Schritt.

Nach fünf Jahren qualifizierte ich mich 2007 im Rahmen eines Fern-studiums zur Pflegedienstleitung weiter. Ich büffelte Tag und Nacht, um so schnell wie möglich die Krönung unserer Abteilung zu erreichen: Die Anerkennung zum psychiatrischen Fachpflegedienst. Parallel arbeitete ich weiter als Reittherapeutin und leitete zusätzlich die Abteilung.

Seitdem war aus der Idee, einen ambulanten psychiatrischen Pflege-dienst zu gründen, eine Abteilung von mittlerweile dreizehn Mitarbei-tern geworden - und wir expandierten weiter.

Unsere Aufgabe war es, Menschen in einer psychischen Krise so auf-zufangen, dass sie nicht in eine Klinik eingewiesen werden müssen. Dies geschieht auch in unserem Kentaurus-Fachpflegedienst. Das hat erstens den Vorteil, dass die zwangsläufige Stigmatisierung wegfällt. Die größte Angst unserer Patienten besteht hauptsächlich darin, von der Gesell-schaft als „verrückt" angesehen zu werden. Die Hemmschwelle, in eine psychiatrische Einrichtung zu gehen, ist deshalb besonders groß. Vielen dieser Menschen könnte früher geholfen werden, wenn sie eher den Mut gehabt hätten, sich helfen zu lassen. Leider besteht dadurch auch die Gefahr der Chronifizierung, das heißt der Übergang von der vorü-bergehenden zur dauerhaften chronischen psychischen Erkrankung.

Der zweite wichtige Punkt dieses Konzeptes ist, dass die Menschen ihre Probleme in vertrauter Umgebung bearbeiten. Sie sitzen nicht, wie in der Klinik, unter einer Art Käseglocke, in der sie vor allen Außenreizen geschützt werden. Wenn sie dann wieder zu Hause sind, haben sich ihre Probleme im eigenen Umfeld nicht verändert. Die Patienten haben zwar Bewältigungsstrategien erlernt, jedoch fehlt ihnen für die Umsetzung oft die Unterstützung, die sie in der Klinik erfahren haben.

Während meine Kolleginnen zu den Patienten nach Hause fahren und diese mit Gesprächen unterstützen, arbeite ich mit ihnen pferdegestützt. Auf diese Weise kann ich meine Arbeit mit den Pferden am Menschen durch die psychiatrische Pflege wunderbar miteinander verbinden.

In den ersten sechs Jahren, in denen ich mit Pferden und Patienten arbeitete, waren meine Tiere in Pensionsställen untergestellt. Das gestaltete sich zunehmend schwieriger, da ich mit wachsendem Erfolg und steigenden Patientenzahlen immer öfter und länger mit Patienten bei meinen Pferden war. Die Verpächter waren über unsere zunehmende Anwesenheit, sei es aus Neid oder da sie sich gestört fühlten, nicht glücklich. Es wurde jedenfalls immer komplizierter. Dazu kam, dass ich nur einen Pferdestall, kein Büro gemietet hatte. Ohne die Möglichkeit, mich aufzuwärmen, verbrachte ich im Winter oft bei minus fünfzehn Grad acht bis zehn Stunden im Stall.

Da meine Vorgesetzten jedoch so von meiner Arbeit überzeugt waren, entschlossen sie sich kurzerhand, einen eigenen Resthof zu kaufen und diesen zu einem wunderschönen Therapiehof umzubauen. Mein Traum, ein Therapiezentrum zu leiten, wurde endlich wahr. Hier hatte ich eine Reithalle und konnte bei Wind, Regen und Schnee gleichermaßen gut arbeiten. Zu meiner großen Freude wurde unser gesamter Pflegedienst auf diesen Hof verlegt. Endlich konnte ich einen wesentlich besseren Kontakt zu meinen Mitarbeitern aufbauen sowie Büroarbeit und Reittherapie miteinander verbinden.

Was ist ein Trauma?

Seit dem Beginn meiner reittherapeutischen Tätigkeit vor fast zehn Jahren befasse ich mich hauptsächlich mit traumatisierten und depressiven Menschen. Zum besseren Verständnis erläutere ich hierzu den Begriff „Trauma".

Das Wort Trauma kommt aus dem Griechischen und bedeutet übersetzt „Wunde." In der Unfallchirurgie spricht man im Falle einer äußerlichen Verletzung von einem Trauma. Die Psychiatrie bezeichnet seelische Verletzungen, hervorgerufen durch extreme Ursachen, als Trauma.

Solche extremen Auslöser können Gewalt, Krieg, Mord, Folter, Verge-
waltigung, sexueller Missbrauch, körperliche und seelische Misshandlung, Unfälle und Katastrophen sein.

Ein traumatisierter Mensch trägt im Gegensatz zu anderen Menschen immer eine gewisse Grundangst in sich. Die Patienten, die in unsere ambulante psychiatrische Pflege aufgenommen werden und sich
dann für eine pferdegestützte Begleitung entscheiden, sind zum größ-
ten Teil Frauen mit sexuellen Missbrauchs- oder Gewalterfahrungen.
Diese Patientinnen haben meistens nicht gelernt, in ihrem Leben eine
vertrauensvolle Bindung einzugehen. Entweder befanden sich die Täter
selbst im Kreis der Familie oder den Frauen, beziehungsweise damals
Mädchen, wurde der Missbrauch nicht geglaubt. In der Mehrzahl der
Fälle war beides vertreten. Durch diese traumatischen Erlebnisse haben
diese Menschen gelernt, ihre Gefühle zu verbannen und sind, sozusagen, in eine Gefühlsstarre gefallen. Wir kennen dieses Verhalten von
anderen Fluchttieren, wie beispielsweise den Antilopen, kurz bevor sie
gefressen werden.

Diese Gefühlsstarre ist für die meisten Menschen kaum auszuhalten.
Nicht selten verletzen sie sich selbst durch Schneiden und Zigaretten-
ausdrücken auf ihrer Haut, nur um sich selbst wieder zu spüren.

Manche Menschen haben so schreckliche Dinge erlebt, dass sich ihre
Persönlichkeit gespalten hat. Das Bild der multiplen Persönlichkeit werde ich an anderer Stelle näher an Beispielen beschreiben.

Durch seine Vergangenheit hat der traumatisierte Mensch gelernt,
winzigste Nuancen seines Gegenübers wahrzunehmen. Menschen, die
sexuell missbraucht, geschlagen oder auf andere Weise misshandelt
wurden, sind immer auf der Hut. Somit haben sie vieles mit dem Pferd
gemeinsam.

Warum Pferde als Co-Therapeuten?

Pferde eignen sich besonders gut für die therapeutische Arbeit mit
traumatisierten Menschen. In der Therapie gibt es mittlerweile immer
mehr Einsatzgebiete für Pferde, angefangen bei der Hippotherapie, der

Physiotherapie auf dem Pferd über das heilpädagogische Reiten oder Voltigieren bis hin zum Behindertenreitsport. Als einziges Medium hat das Pferd durch seinen dreidimensionalen Bewegungsablauf, nämlich zur Seite, nach oben und unten sowie vor und zurück, die Fähigkeit, den Gang des Menschen zu hundert Prozent zu imitieren. Wenn ein Mensch folglich entspannt auf dem Pferd sitzt und es zulässt, dass das Pferd seinen Körper bewegt, ist es so, als würde der Mensch selbstständig gehen. Bei querschnittsgelähmten Patienten zum Beispiel oder bei Babys, die nicht krabbeln wollen, wird dieser Effekt genutzt. Durch den dreidimensionalen Bewegungsablauf, die Wärme des Pferdekörpers und die Sanftheit der Tiere kann man immer wieder beobachten, wie körperliche und psychische Blockaden gelöst werden. Arbeiten traumatisierte Menschen mit Pferden, begegnen sich Mensch und Tier auf Augenhöhe. Pferde sind Fluchttiere. Je nach Temperament sind sie sehr schnell bei Gefahr in einer relativ hohen Erregungsbereitschaft. Bedingt durch ihre mit Angst besetzte Vergangenheit verhält es sich bei traumatisierten Menschen genauso.

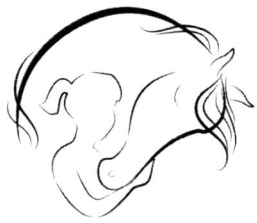

Möglichkeiten der Arbeit mit dem Pferd

Was reizte mich so sehr daran, mit Pferden zusammenzuarbeiten? Warum waren diese edlen Tiere so gute Therapeuten?

Ich konnte es jeden Tag, jede Stunde erleben. Diese Faszination, die ich schon als Kind wahrgenommen hatte, dieses Strahlen und diese Ehrfurcht durfte ich hier in meiner Arbeit mit meinen Patienten und meinen Tieren erneut spüren.

Die Hilfe, die seelisch verletzte Menschen von diesen wahrhaft mystischen Wesen erhalten, ist etwas, das mit Worten kaum beschreibbar ist. Doch will ich genau das in meinem Buch versuchen.

Karl-Heinz Brisch schreibt in seinem Buch *„Bindung und Trauma"* über Misshandlung und Missbrauch: „Eine der traumatisierendsten Erfahrungen für ein Kind ist das Erleben von sexueller Gewalt durch eine Bindungsperson oder eine Person, die durch ihre Fürsorgestellung in einer solchen Position ist.

Ähnlich traumatisierend wirken körperliche Gewalt und Misshandlung des Kindes durch eine Bindungsperson[...]Traumatische Erfahrungen zerstören die Bindungssicherheit und wirken sich besonders zerstörerisch auf die gesunde psychische Entwicklung aus, wenn das Trauma durch Bindungspersonen ausgeübt wird.

Schwerwiegende psychopathologische Entwicklungen mit Bindungsstörungen als eine grundlegende Hauptsymptomatik sind die Folge, die ein Teil einer umfassenden schweren Persönlichkeitsstörung sind, wie dies von Borderline-Persönlichkeitsstörungen und schweren narzisstischen Persönlichkeitsstörungen bekannt ist.

Bei Kindern sehen wir schwere emotionale Entwicklungsstörungen, die sich auf die kognitive und somatische Entwicklung negativ auswirken können und sowohl zu Wachstumsretardierungen als auch zu Schulversagen mit Pseudodemenz führen können. Somit sind traumatische Erfahrungen die gravierendste Ursache für psychopathologische und psychosomatische Entwicklungen, die in den Symptomen von Bindungsstörungen die schwerstwiegende Form der emotionalen Störung widerspiegeln."

Die Chance des Patienten, mit Pferd und Therapeuten eine Bindung einzugehen

Der traumatisierte Mensch hat während der Therapie die Möglichkeit, zu dem Pferd eine Bindung aufzubauen. Pferde vermitteln dem Betroffenen ein Gefühl von Wärme und Nähe, aber auch von Kraft und Stärke. Hier muss ich als Therapeutin besonders darauf achten, dass diese Gefühle den Klienten nicht überfordern. Oft ist es so, dass er diese Emotionen in seiner Vergangenheit nur wenig oder gar nicht wahrgenommen hat. Diese fremden Gefühle können ihm zunächst einmal Angst einjagen. Desweiteren vermitteln Pferde Empfindungen wie Respekt, Macht, vielleicht auch Angst vor zu viel Macht. Nicht selten kommt es vor, dass traumatisierte Menschen den Wunsch haben, dieses Tier zu führen, zu leiten, ja sogar zu beherrschen. Eigenschaften, die ihnen bisher im Leben verwehrt wurden oder deren Muster sie immer wieder in waghalsige Situationen bringen, wenn sie damit konfrontiert sind.

Hier in der Therapie können die Patienten lernen, für ihre Sicherheit zu sorgen und eine Bindung einzugehen, die für beide Partner, Pferd und Mensch, zu einer tragfähigen Beziehung führt.

Auf dem Pferd reiten ist ein Aspekt des Getragen-Werdens, den viele meiner Klienten bisher nicht erfahren haben. Hier ist wieder Vorsicht geboten, da das warme Gefühl des Pferderückens zwischen den Schenkeln einer sexuell missbrauchten Frau ein Auslöser (englisch „Trigger") für ein Symptom der Störung sein kann.

Traumatisierte Menschen zeigen dasselbe Verhalten wie Pferde. Sie laufen bei Gefahr sofort weg. Nur wenn sie keinen Ausweg mehr sehen oder ihre „Herde" verteidigen müssen, setzen sie sich zur Wehr. Oft sind Menschen mit Traumata sehr introvertiert. Sie benötigen ein stabiles soziales Umfeld, um sich sicher zu fühlen.

Ich zitiere Prof. Dr. Julius Henry aus dem Programmheft des Kongresses für Reittherapeuten, der im Oktober 2011 in Konstanz stattfand: „Während die Freisetzung des Hormons Oxytocin Vertrauen, Empathie und prosoziales Verhalten fördert, werden durch die Aktivierung der Hypothalamus-Hypophysen-Nebennierenrinden-Achse, kurz HPA-Achse, sowie des Symphatikus Stressreaktionen ausgelöst. Da die Freisetzung des Hormons Oxytocin die Aktivität der HPA-Achse und des Symphatikus reduziert, wirkt dieses Hormon angst- und stressreduzierend. Inzwischen mehren sich die Hinweise, dass die Interaktion dieser beiden Systeme die neurobiologische Basis sowohl für menschliche Bindungen als auch für Bindungen zwischen Tieren darstellt.

Weiterhin zeigen erste Daten, dass das Oxytocin-System durch negative Beziehungserfahrungen wie zum Beispiel physische Misshandlungen oder Vernachlässigung in der Kindheit dysreguliert wird.

Wir vermuten, dass das Oxytocin-System durch tiergestützte Interventionen mit Pferden wieder adaptiv reguliert werden kann und damit betroffene Kinder, die erwachsenen Bezugspersonen misstrauen beziehungsweise Beziehungen zu diesen vermeiden, dabei unterstützt, sich wieder auf vertrauensvolle und sichere Beziehungen einzulassen."

Hier liegt die Vermutung nahe, dass sich somit auch dem seelisch verletzten erwachsenen Menschen die Möglichkeit eröffnet, mit Hilfe des Pferdes eine Bindung zu Therapeuten aufzubauen. Dieser muss besonders darauf achten, dem Betroffenen Sicherheit und Vertrauen zu vermitteln. Für die therapeutische Beziehung ist es überdies essentiell, die Grenzen des Klienten und die eigenen Grenzen zu wahren. Menschen mit Traumatisierungen haben nicht gelernt, was Grenzen sind. Handelt es sich um einen Missbrauch in der Kindheit, in der die persönliche Reife noch nicht entwickelt war, ist es für diese Menschen unmöglich, eigene Grenzen und die seines Gegenübers wahrzunehmen. Hier muss der Therapeut penibel darauf achten, dass kein grenzüberschrei-

tendes Verhalten seinerseits stattfindet, sonst ist der gesamte therapeutische Prozess gefährdet und der Patient fällt in seine Opferrolle
zurück.

Wie Pferde Gefühle spiegeln

Pferde nehmen über mehrere Meter den Pulsschlag eines anderen
Lebewesens wahr. Außerdem erkennen sie am Muskeltonus, zum Beispiel eines Löwen, ob dieser satt und ungefährlich oder hungrig ist. Nun
könnte man natürlich sagen, ein Mensch ist ja kein Löwe und für das
Pferd keine Gefahr. So einfach ist es aber leider nicht. Historisch gesehen hat der Mensch das Pferd zwar domestiziert, aber das ändert nichts
an seiner Natur, seinem charakterlichen und instinktiven Verhalten. Ein
Pferd vertraut seinem Menschen nur, wenn es weiß und fühlt, dass dieser keine Gefahr bedeutet.

Pferde haben eine so enorme Wahrnehmung, dass sie den kleinsten
Anflug von Aggressionen spüren. Wenn der Mensch dann noch inkongruent, das heißt mit seinen Gefühlen und seinem Denken nicht autark
ist, dann ist das Pferd sofort in Alarmbereitschaft. Jedes für das Pferd
unechte Verhalten wird mit großer Skepsis beobachtet. Natürlich ist es
dann nicht verwunderlich, dass ein sensibles Tier in solch einem Fall,
wenn es nicht weglaufen kann, versucht, sich zur Wehr zu setzen.

Dr. Angela Kurylas berichtete während ihres Vortrags *„Spieglein,
Spieglein ... das Pferd als Spiegel unseres Verhaltens – Beispiele aus der
Praxis und neurowissenschaftliche Erklärungsansätze"* auf dem Kon-
gress für Reittherapeuten in Konstanz im Oktober 2011: „Die Evolution
des Sozialverhaltens führte dazu, dass das Pferd als soziales Wesen über
ein ausgeklügeltes Kommunikationssystem verfügt. Intra- und interspe-
zifischer Informationsaustausch findet überwiegend nonverbal statt.
Um sich seinen Artgenossen mitzuteilen, verwendet es subtile Signale.
Ebenso nimmt es kleinste Veränderungen der Gestik und Mimik bei anderen wahr. Dem liegen spezielle anatomische und neurophysiologische
Voraussetzungen zugrunde, die den Mechanismen der menschlichen
Kommunikation ähnlich sind. Dazu gehören adäquate Sinnesapparate,

eine Verschaltungszentrale im Gehirn und ein System zur Generierung von Verhalten."

Menschen, die in ihrer Vergangenheit ein Trauma erlebt haben, sind oft nicht in der Lage, ihre eigenen Gefühle wahrzunehmen. Sie haben gelernt, sich zu verstellen und eine Maske aufzusetzen. Dies tun sie meist unbewusst, war es doch früher wichtig, um zu überleben.

Kinder, die sexuell missbraucht wurden, bekamen zum Beispiel ganz oft zu hören: „Wenn du etwas sagst, töte ich dich." Diese Menschen standen somit immer unter dem seelischen Druck, die unfassbare Tat zu verschweigen oder zu sterben. Also lernten sie von klein auf, sich zu verstellen beziehungsweise ihre wahren Gefühle aus Angst und Scham zu verstecken. Sie haben dieses Verhalten perfektioniert und sich zu Profis entwickelt. Menschliche Therapeuten können nicht sehen, was sich hinter dieser Fassade verbirgt. Oft wissen es die traumatisierten Menschen selbst nicht. Pferde spüren diese versteckten Gefühle und spiegeln diese. Sie decken vor allem versteckte Aggressionen und inkongruente Gefühle auf.

Ein Exempel hierfür - ein Patient sagt in der Therapie zu mir: „Mir geht es heute richtig gut. Ich habe mich sehr auf diese Stunde gefreut." Das mag für ihn so stimmig sein, denn er hat sich auf die Stunde gefreut. Dieses Gefühl ist für ihn jetzt vorrangig. Nun beginnt er, das Pferd zu putzen und dieses reagiert feindselig. Ich frage, was in den letzten Tagen passiert ist. Im Gespräch berichtet der Patient oft von einem unerfreulichen Ereignis, das er noch nicht verarbeitet hat. Für das Pferd waren also Verhalten und Gefühl des Patienten nicht stimmig, das heißt inkongruent, und das hat es dann gezeigt.

Die Geschichte vom klugen Hans

Anfang des neunzehnten Jahrhunderts gab es einen Mathematikprofessor mit dem Namen van Osten. Dieser besaß ein Pferd namens Hans. Van Osten war so ehrgeizig, seinem Pferd das Rechnen beizubringen. Er übte so lange mit dem Tier sämtliche Mathematikaufgaben, bis dieses die Aufgaben mit einem Klopfen der Hufe anzeigte. Der „kluge Hans", so wurde das Pferd bald genannt, beantwortete alle Rechenaufgaben richtig. Der Professor war so überzeugt von der Intelligenz des Tieres, dass er diese Entdeckung publizierte.

Da es viele Zweifler unter den Bürgern gab, bildete man eine dreizehnköpfige Kommission, die den Betrug des Herrn van Osten aufdecken sollte. Die Menschen stellten dem Pferd diverse Rechenaufgaben und zu ihrem Erstaunen beantwortete auch hier der „kluge Hans" alle Aufgaben richtig. Später wurde das Geheimnis von Oskar Pfungst, einem Psychologen, gelöst.

Das Pferd beherrschte zwar nicht die Mathematik, konnte aber dafür feinste Nuancen im Gesichtsausdruck und in der Körpersprache seines menschlichen Gegenübers deuten. Unbewusst nahmen die Fragesteller vor dem entscheidenden „korrekten" Hufklopfen des Pferdes eine angespannte Körperhaltung ein oder einen gespannten Gesichtsausdruck an. Nach der „richtigen Antwort" drückten sie mit ihrer Körpersprache unbeabsichtigt Signale der Erleichterung aus, die der kluge Hans in etwa neunzig Prozent aller Fälle wahrnahm. Dafür musste jedoch der Fragesteller die Antwort wissen und das Pferd musste ihn genau ansehen können.

Mit diesem Wissen fällt es uns leichter, die Sympathie, die Menschen, insbesondere Kinder und Frauen, mit Pferden verbindet, zu verstehen.

Doch genauso wie alles im Leben zwei Seiten hat, die Sonne und der Mond, das Feuer und das Wasser, um nur einige Beispiele zu nennen, so hatte meine Arbeit auch zwei Seiten, zum einen die Arbeit mit meinen Pferden und den Patienten und zum anderen die Leitung einer großen Abteilung.

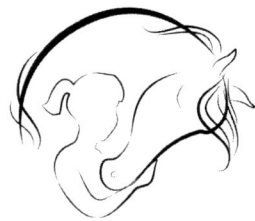

Meine Pferde und meine Verbindung zu ihnen

Zunächst aber möchte ich Ihnen meine Pferde vorstellen. Sie sind das Wichtigste für meine Arbeit und meine besten Freunde. Ich frage mich manchmal, ob die Pferde die Co-Therapeuten sind oder ich. Ich bin der Meinung, dass sie die wahren Heiler sind. Ich interpretiere nur das, was sie sowieso tun.

Oft werde ich gefragt, ob ich die Tiere speziell ausgebildet habe. Dann sage ich: „Meine Pferde sind alle nach den Grundsätzen der klassisch-barocken Reitweise ausgebildet. Sie sind am Boden nach Parelli geschult und was die Hauptsache ist - sie dürfen ihre Meinung sagen. Sie dürfen selbstverständlich nicht beißen oder schlagen, aber drohen und mitteilen, wenn sie ein Problem haben."

Ich meine, dass dies den Erfolg meiner Arbeit mit den Patienten ausmacht. Ich setze ganz bewusst keine abgestumpften Pferde, die sich alles gefallen lassen, ein. Meine Tiere sind sehr sensibel und spiegeln deutlich. Das ist deshalb so wichtig, da sie genau das wahrnehmen, was wir Menschen nicht zu sehen vermögen.

Die Pferde und ich haben, seit wir zusammen sind, schon so einiges miteinander erlebt. Da gab es gute Zeiten und auch mal nicht so gute. Dies und wie wir zueinander gekommen sind, werde ich im Folgenden schildern.

Kenja

Die erste richtige Bindung, die ich zu einem Pferd aufgebaut habe, war die zu meiner Andalusierstute Kenja.

Ich war mit einer Freundin unterwegs, um mir bei einer Händlerin in der Nähe ein paar Pferde anzuschauen, als ich mein zukünftiges Traumpferd sah: Kenja, ein fast noch dunkelgrauer Schimmel mit sanften klugen Augen. Es waren diese Augen, die mich damals so faszinierten. Auch heute noch, nach über zehn Jahren, haben sie die gleiche oder nein, sogar eine bedeutend stärkere Ausdruckskraft als damals. Kenja hatte mich sofort in ihren Bann gezogen.

Als ich sie reiten durfte, war es um mich geschehen. Sie war bisher nicht viel geritten worden, denn sie schwankte wie ein Schiff bei starkem Seegang. Aber da war es, was ich bis dahin noch nie erlebt hatte – das Band zwischen uns. Es war Liebe auf den ersten Blick. Wir verstanden uns auf Anhieb. Temperament, Herzblut und Feuer vereint Kenja in einer Grazie, die ich kaum beschreiben kann. Dazu noch dieser Grundgehorsam, so etwas hatte ich noch bei keinem gängigen Warmblut gesehen. Mein Herz brannte vor Leidenschaft, ich wollte nur noch diese Stute. Und so beschloss ich, die neue Besitzerin von Kenja zu werden.

Samurai

Samurai ist mein großer schwarzer, elf Jahre alter Trakehner. Ich habe ihn direkt von seiner Züchterin in der Nähe von München gekauft. Von Anfang an war ich von seinem edlen und „trockenen" Antlitz fasziniert. Obwohl er, als ich ihn kaufte, erst ein Jahr alt war und - wie alle Jährlinge - recht schlaksig, war da wieder das besondere Gefühl der Verbundenheit. Kenja besaß ich mittlerweile seit zwölf Monaten, und so kaufte ich Samurai.

Samurai war ein wirklich liebes Fohlen. Er hatte in seinem Leben noch nicht viel Glück gehabt, denn er wäre beinahe nach seiner Geburt gestorben. Kurze Zeit, nachdem er das Licht der Welt erblickte, bekam er einen Darmverschluss. Eine dramatische Notoperation rettete ihm das Leben. Eine Woche lang hielten jeweils zwei Pfleger Tag und Nacht Wache in seiner Box, damit der Kleine nicht aufstehen und die Bauchnaht aufreißen konnte. Aber alles ging gut aus.

Ursprünglich plante ich, Samurai noch in Bayern kastrieren zu lassen und ihn dann als Wallach hier in die Herde zu integrieren. Die Züchterin überzeugte mich allerdings, dass sich Samurai wesentlich besser entwickele, wenn er nicht so schnell kastriert würde. Samurai genoss also bis zu seinem vierten Lebensjahr sein Hengstdasein. Dadurch wuchs er zu einem prachtvollen maskulinen Pferd heran. In dieser Zeit zeugte er zwei wunderschöne Hengstfohlen mit Kenja. Danach wurde er den anderen Pferden gegenüber so aggressiv, dass es mir unmöglich war, ihn weiter als Hengst zu halten.

Samurais Ausstrahlung männlicher Stärke und Dominanz, verbunden mit einem gewissen Charme, wirkt auf viele meiner weiblichen Patienten äußerst anziehend. Sie sehen ihn und wollen ihn besitzen oder, wenn das nicht geht, zumindest beherrschen. Sie wollen seine Kraft spüren, bemerken jedoch nicht, dass sie Samurai nicht gewachsen sind.

Frauen, die sich dieses Pferd als Therapiepferd aussuchen, sind fast zu hundert Prozent von ihren Männern geschlagen, vergewaltigt oder verbal genötigt worden. Diese Frauen verfolgen ein lebenslanges Muster. Samurai ist Teil dieses Musters und ein wichtiger Teil der Therapie.

Kimberly

Ich sah Kimberly auf einem Foto im Internet mit dem Untertitel: „Prämiertes Knabstrupperfohlen zu verkaufen, brauner Volltiger." Das war genau das, was ich schon seit längerem suchte. Ich wollte gerne noch einmal ein Fohlen großziehen. Also fuhr ich an einem Tag im Januar mit meinem Mann Olaf zu der kleinen Knabstrupperzucht, um mir ein persönliches Bild von dem Stutfohlen zu machen.

Das Schild, das den Eingang des Geländes bezeichnete, sah aus, als hinge es schon ein paar Jahrzehnte dort. Das Grundstück war alles andere als eine gepflegte Zuchtstätte. Vielmehr hatte man den Eindruck, als hielte sich hier niemand länger als eine halbe Stunde auf. Der Boden war matschig. Rechts stand eine alte hölzerne Scheune mit Gerümpel.

Plötzlich sagte mein Mann: „Sieh mal, Schatz, da hinten stehen sie." Wir konnten von da aus, wo wir gerade standen, etwas weiter nach unten schauen. Dort befand sich eine größere eingezäunte Fläche, die man nicht als Wiese bezeichnen konnte. Um diese Jahreszeit handelte es sich eher um eine Schlammlandschaft. Ungefähr zehn Pferde unterschiedlichen Alters und Farben standen dort und schienen die paar Sonnenstrahlen zu genießen. Sofort sah ich das einzige Fohlen mit gleichmäßigen hellbraunen Punkten, die über den gesamten Körper verteilt waren. „Das ist es", sagte ich, „das ist mein Pferd. Das kaufe ich!"

Ich fühlte mich wie damals mit sechs Jahren zu Weihnachten, als ich bei meinem Opa auf dem Schoß saß und seinen Geschichten lauschte. Meine Mutter war im Wohnzimmer, um die Geschenke unter dem Tannenbaum zu platzieren und dem Christkindchen ein wenig zu helfen, damit es nicht die ganze Arbeit allein machen musste. Mein Opa erzählte meinem Bruder und mir Geschichten von früher, als meine Mutter noch klein war, um die Spannung einigermaßen erträglich zu halten.

Und jetzt stand ich hier oben auf der Höhe und blickte hinab auf diese Knabstrupperherde. Langsam gingen wir zum Paddock, in der Hoffnung, jemanden zu treffen, der für die Tiere verantwortlich war. Kurz bevor wir den Paddock erreichten, kam eine Frau mittleren Alters in einem dunkelblauen Anorak auf uns zu. Die Frau hatte schwarzes, kurzes leicht gelocktes Haar und eine kräftige, nicht allzu große Erscheinung. Freundlich gab sie uns die Hand und berichtete über ihre Pferde. Einen Teil der Zucht habe sie schon verkauft.

Die meisten Pferde, die sie noch hatte, waren zweijährige. Kimberly und ein kleiner Hengst waren ein dreiviertel Jahr alt. Ein schwarz gepunkteter Hengst, der Vater der Fohlen, stand noch auf einer benachbarten Wiese. Die Mutter von Kimberly und die Mutter des Hengstfohlens waren schon abgeholt worden. Frau Staak, so hieß die Dame, berichtete uns, dass sie sich gerade getrennt hätte. Nun sei sie gezwungen, so schnell wie möglich ihre komplette Zucht zu verkaufen.

Frau Staak ließ Kimberly und den kleinen Hengst in einem separaten Paddock laufen. Obwohl ihr kleiner Konkurrent wesentlich mehr Knieaktion als Kimberly an den Tag legte, entschloss ich mich umgehend für die Stute.

Kimberly zeigte sehr schwungvolle und raumgreifende Gänge. Ihr kleiner Freund war nicht halb so schön gezeichnet, und da ich unbedingt eine Stute wollte, fiel mir die Entscheidung nicht schwer. Ich war so begeistert von diesem süßen Wesen, dass ich zu Frau Staak sagte: „In drei Wochen habe ich Geburtstag, dann hole ich die Kleine ab."

Ich freute mich wie ein kleines Kind. Mit der Stute wollte ich mich selbst beschenken und das tat ich dann auch.

Xsarah

Dass ich Xsarah kaufte, ergab sich aus einer Trotzreaktion.

Frau Schmidt, die Züchterin von Samurai, schrieb mir seit vielen Jahren immer zu Weihnachten oder Neujahr und auf alle Fälle, wenn ein neues Fohlen geboren war.

So schickte sie mir im Frühjahr 2009 ein Foto von einer neugeborenen schwarzen Trakehnerstute. Neben Samurai hatte die Mutterstute nur dieses mit schwarzer Fellfarbe zur Welt gebracht. Sofort war ich von diesem edlen Tier entzückt. Das Pferdchen war auf dem Bild erst ein paar Tage alt, doch man konnte jetzt schon seine adlige Eleganz erkennen.

Frau Schmidt schrieb gleich dazu, dass sie die kleine Stute behalten und zur Zucht einsetzen wolle.

Ein halbes Jahr später hatte sich Frau Schmidt aus finanziellen Gründen anders entschieden. Sie fragte mich, ob ich eventuell einen Käufer wüsste. Da ich von der Kleinen fasziniert war, bekundete ich gleich mein Interesse. Zwei entscheidende Dinge spielten bei dieser Überlegung eine große Rolle. Als erstes wusste ich, dass ich bald mit meinen Pferden auf den neuen Hof ziehen und noch Kapazitäten für ein weiteres Pferd haben würde. Der zweite viel wichtigere Grund für dieses Tier war der folgende: Vor ein paar Wochen hatte ich „Das Tao des Equus" von Linda Kohanov gelesen. Dort berichtet die Autorin von der Beziehung zu ihrer schwarzen Stute. Seitdem spukte in meinem Kopf der Gedanke herum, eine schwarze Stute zu besitzen. Ja, es war schon ein Muss! Ich war von diesem Gefühl besessen.

Als ich nun davon erfuhr, dass die schwarze Trakehnerstute verkauft werden sollte, sah ich das als ein Zeichen des Universums an. Ich wollte diese Stute haben.

Sofort mailte ich Frau Schmidt. Wenn wir uns mit dem Preis einig würden, wäre ich bereit, der Kleinen ein neues Zuhause zu bieten. Frau Schmidt war so begeistert, dass sie mir ein Angebot vorschlug, welches es mir unmöglich machte, ihren Vorschlag abzulehnen. Ich freute mich so sehr. So schnell wie möglich wollte ich nach Bayern fahren, mir das Fohlen ansehen und den Kauf persönlich abwickeln. Es war wirklich nur noch eine reine Formsache. So dachte ich zumindest.

Also vereinbarte ich mit Frau Schmidt einen Termin drei Wochen später, da sie beruflich sehr eingespannt war. Inzwischen war es Mitte November und der Winter vollständig eingekehrt. Die Straßen waren komplett verschneit. Der Flugverkehr am Münchener Flughafen hatte seinen Betrieb eingestellt. Bei diesem Wetter siebenhundert Kilometer nach Bayern fahren? Nein, das wäre wirklich ein zu großes Risiko gewesen. Also schrieb ich Frau Schmidt eine E-Mail, dass wir lieber später kommen würden, wenn das Wetter stabiler wäre. Da Frau Schmidt wusste, wie weit der Weg für uns war, willigte sie verständnisvoll ein.

Eine Woche später war der Schnee getaut. Wir vereinbarten einen neuen Termin für das Wochenende. Freitagabend wollten wir allerdings noch einmal telefonieren. Die Woche verging, ohne dass neuer Schnee fiel. Voller Hoffnung und Erwartung saß ich die Zeit ab.

Endlich – Freitagabend und es war noch kein Anruf von Frau Schmidt auf meinem Handy angekommen. Als ich meine Mails abrief, stach mir sofort die von Frau Schmidt ins Auge. „Na", dachte ich, „wollte sie wohl doch nicht anrufen." Aber statt den Termin für morgen zu bestätigen, las ich hier etwas für mich völlig Unfassbares:

„Liebe Frau Wilhelms,
mir ist gestern etwas passiert, was einem Züchter so gut wie niemals in seinem Leben passiert. Gestern ist die Freundin von unserer Stute Sunny Star verkauft worden. Die Leute, die Sheila, so heißt das Pferd, gekauft haben, haben scheinbar sehr viel Geld. Sie wollten für Sheila un-

bedingt unsere Sunny Star dazu kaufen, weil die beiden sich so gut verstanden haben. Sie haben mir so viel Geld geboten, dass ich nicht ablehnen konnte. Ich habe es mir wirklich nicht leicht gemacht, aber Züchten ist teuer und das Geld kann ich brauchen, um weiter züchten zu können. Ich hoffe, Sie haben Verständnis. Nächstes Jahr kommt ja wieder ein Fohlen. Aufgeschoben ist nicht aufgehoben. Ich wünsche Ihnen alles Gute.

 Mit freundlichen Grüßen
 Karla Schmidt"

Ich konnte es nicht glauben! Ich wollte morgen mit meinem Mann Olaf nach Bayern fahren und das Fohlen kaufen. Morgen! Und nun - verkauft! Wie bitte? Die Leute hatten mehr Geld?

Ich war so sauer. Ich merkte, wie mein Körper zu beben begann. Ich hatte so eine Wut!

Was denkt sich diese Frau? Erst ihr Gerede: „Es soll ja nur in gute Hände kommen. Das Geld ist mir ja gar nicht wichtig." Hatte sie mich überhaupt gefragt, ob ich mehr bezahlen würde? Ich habe keine Ahnung, wie hoch der Preis war. Auch ich kann verstehen, dass das Geld gelockt hat, ganz besonders, wenn man es am nötigsten braucht.

Aber ich fand es so unfair, dass sie mir nicht einmal die Chance gegeben hatte, meine Entscheidung selbst zu treffen. Das hatte mich sehr verletzt. Ich schickte eine höfliche Antwort zurück. Danach hörte ich nichts mehr von Frau Schmidt.

Mein Verlangen, eine schwarze Stute zu kaufen, grenzte an Besessenheit. Die Aktion von Frau Schmidt konnte mich nicht an meinem Vorhaben hindern. Ganz im Gegenteil, durch meine verletzte Eitelkeit war ich auf einmal wild entschlossen, mein Budget um ein Vielfaches zu erhöhen und mir ein richtiges Traumpferd zu kaufen.

Eigentlich besaß ich drei Traumpferde verschiedener Rassen. Da ich den Barockrassen sehr zugewandt war, fragte ich mich, welcher Typ Pferd ausdrucksstark, passend und eben schwarz sei? Und die Antwort war eine Friesenstute!

Ich muss gestehen, dass ich zwischendurch Überlegungen anstellte, mir einen Wallach oder Hengst zuzulegen. Gut drei Monate klapperte ich förmlich jeden Pferdemarktplatz im Netz ab, schrieb an Verkäufer und informierte mich genau über die angebotenen Tiere.

Dann, es war schon Ende März, war es soweit! Ich sah sie - eine wundervoll ebenmäßig gebaute Stute, noch keine drei Jahre alt, traumhafte lange Mähne und einen Schweif, von dem man mindestens drei Toupets hätte herstellen können. Wie ein Magnet wurde ich von diesem Pferd angezogen. Mein Gott, war das ein bildschönes Tier!

Sofort zeigte ich Olaf das Bild aus der Anzeige. „Schau mal, Schatz, wie findest du die Stute?"

„Mann, die sieht ja klasse aus." Er war wirklich begeistert, obwohl er zu Pferden nicht so eine Verbindung hatte wie ich.

„Ich werde da gleich mal eine E-Mail hinschreiben", sagte ich fest entschlossen.

„Wenn du wirklich Interesse hast, solltest du anrufen. So wie die aussieht, ist sie bestimmt bald weg." Es klang, als wäre er wirklich beeindruckt von dieser Eleganz und Schönheit. Er hatte natürlich recht.

Wollte ich dieses Pferd haben, musste ich mich beeilen. Es war nicht lange her, dass mir ein Fohlen vor der Nase weggeschnappt wurde. Das wollte ich nicht noch einmal riskieren. Also rief ich gleich unter der angegebenen Handynummer an. Hinterher war ich sehr froh über diese Entscheidung, denn Andrea, die Verkäuferin und Züchterin des Pferdes, hatte kein eigenes Internet. Ich hätte also nicht gewusst, wann sie meine Anfrage erhalten hätte.

Noch in derselben Woche fuhr ich die zweihundertfünfzig Kilometer, um mir Xsarah, so hieß die Stute, anzusehen. Als ich auf den Hof fuhr, hatte Andrea Xsarah neben ihrer Mutter angebunden. Welch ein traumhafter Anblick! Die Mutter war eine kräftige Friesin mit ebenso langer Mähne wie ihre Tochter. Ich war berauscht von dieser Schönheit und Anmut.

Friesen hatte ich bis jetzt nur von weitem, auf Bildern, in Quadrillen bei der „Nacht der Pferde" oder der „Apassionata" gesehen. Und immer war es für mich ein unerreichbarer Traum. Doch jetzt stand ich hier, um mir ein solches Traumpferd anzuschauen und es bald mein Eigen nennen zu dürfen. Ich war aufgeregt, aufgeregt wie beim ersten Date.

Andrea band Xsarah los und führte sie auf die benachbarte Weide. Hier konnten wir die Stute laufen lassen, um ihre Bewegungen zu begutachten. Aber diesmal war mir das gar nicht so wichtig. In der Nacht zuvor hatte ich einen seltsamen Traum, in dem ich mit Xsarah auf der Weide spielte. Ich führte sie am lockeren Strick und die Stute war mir willig gefolgt. Wenn ich mich drehte, drehte sie sich. Wenn ich stehen blieb, blieb sie auch stehen.

Im Traum sagte die Besitzerin zu mir: „Das ist ja Wahnsinn, was das Pferd alles macht. Ich bin total begeistert. Ich muss aber noch mal eine Nacht über den Verkauf schlafen. Ich bin mir noch nicht sicher."

Genauso war mein Traum abgelaufen. Ich hatte nun vor, mit der Friesenstute dasselbe Spiel zu spielen. Nicht die Bewegungen waren mir wichtig, nur die Beziehung.

Nachdem Xsarah ein paar Runden über die Wiese gelaufen war, fragte ich Andrea: „Darf ich mal etwas ausprobieren?"

„Na klar", antwortete sie und gab mir den Strick.

Ich scheuchte Xsarah noch eine Weile und nahm sie dann an den Strick. Was dann passierte, ist mit Worten kaum zu beschreiben. Xsarah folgte mir genauso, wie ich es in meinem Traum erlebt hatte.

Ich hörte, wie Andrea zu einer Stallfreundin sagte: „Hast du so was schon mal gesehen? Das ist doch Wahnsinn."

Mir lief es kalt den Rücken runter. Was war das hier? Ein Déjà-vu? Xsarah folgte mir auf Schritt und Tritt. Sie blieb stehen, wenn ich anhielt. Sie wendete sich auch sonst vertrauensvoll an mich. Nach der Aktion sagte ich zu Andrea: „Also, für mich ist das okay. Ich denke, es passt." Ich war fest davon überzeugt, dass Xsarah meine Stute werden würde.

Umso überraschter war ich, als Andrea meinte: „Das habe ich noch nie erlebt. So ist noch keiner mit meinen Pferden umgegangen. Okay, du schläfst noch mal drüber und ich schlafe noch mal drüber."

Jetzt dachte ich wirklich, ich spinne. Das war fast exakt mein Traum. So etwas hatte ich wirklich noch nie erlebt. Ich erzählte Andrea davon. Sie war ebenfalls erstaunt.

Am nächsten Tag, ich war gerade dabei, die Ställe auszumisten, rief Andrea an.

„Du wirst mich für verrückt halten, aber ich habe auch geträumt."
Sie klang wirklich etwas aufgeregt.

„Und was hast du geträumt?"

„Ich habe einen wunderschönen Stall gesehen. Ich bin mir sicher, dass du die Richtige für Xsarah bist. Wenn du sie noch haben willst, dann kannst du sie gerne haben. Ich würde mich freuen."

Ich musste schmunzeln. Das klang fast so, als wenn ein Vater in die Heirat seiner Tochter einwilligt. Natürlich wollte ich Xsarah haben - und wie! „Ja, klar!" Ich strahlte dabei vor Freude.

Nach circa drei Wochen, es war mittlerweile April, holte ich Xsarah ab. Die Friesin ging ohne Zwischenfall in den Anhänger. Die Heimfahrt verlief unproblematisch. Olaf hatte mich begleitet. Er durfte auf dem Hinweg das Auto fahren, aber als wir mein kostbares Pferd aufgeladen hatten, gab ich das Steuer nicht mehr aus der Hand.

So unspektakulär das Abholen auch war, umso aufregender war die Ankunft im Stall. Xsarah war wirklich sehr ruhig, umso aufgebrachter waren meine anderen drei. Man hatte wirklich den Eindruck, sie wären über die auffallende Schönheit der Neuen empört. Es war auch tatsächlich etwas Exotisches an ihr. Xsarah hatte eine souveräne Eleganz, die sich kaum beschreiben ließ. Jedes Mal, wenn ich sie ansah, wurde mir ganz warm ums Herz. Ich war so von Stolz und Ehrfurcht erfüllt, dass Olaf des öfteren zu mir sagte: „Du darfst sie nicht so anhimmeln. Die anderen sind schon eifersüchtig. Wenn du sie alle gemeinsam rauslässt, verhauen sie Xsarah erst mal." Er klang wirklich sehr besorgt.

Ich muss gestehen, ich hätte nie gedacht, dass Pferde eifersüchtig sind. Das ist ein rein menschliches Gefühl. Aber ich glaubte tatsächlich, dass die anderen Pferde um Xsarahs Schönheit wussten und ihr das auch übel nahmen. Ich musste wirklich darauf achten, dass ich sie nicht zu sehr verwöhnte.

Jeder, der in den Stall kam und die Stute sah, blieb erst mal mit offenem Mund stehen. Meine Patienten stürzten sofort zu ihrer Box und bemerkten die anderen erst später.

Xsarah sollte sich zuerst einmal eingewöhnen. Die anderen drei Pferde machten es ihr nicht leicht. Es dauerte lange, bis sie ihre Nähe einigermaßen erduldeten. Ich bin bis heute der Meinung, dass Xsarah für die anderen etwas Exotisches hatte und wahrscheinlich immer noch hat.

Auf jeden Fall ist sie nie richtig mit ihnen warm geworden. Eine richtige Freundin hat sie erst in Sieta Diana gefunden, die später in den neuen Stall mit eingezogen ist. Die beiden wurden zu unzertrennlichen Freundinnen.

Das Drama mit Kimberly

Seitdem ich mit der pferdegestützten Therapie begonnen hatte, war mir bewusst, dass ich einmal ein Pferd mit weniger sensiblen Eigenschaften in mein Pferde-Therapeuten-Team aufnehmen müsste, hatte aber nie genug Zeit und Platz dafür. Ich hatte mittlerweile einige Kinder und auch Erwachsene in meinem Therapieprogramm, die Angst vor den großen Tieren hatten. Dazu kam die Tatsache, dass manche Patienten gerne einmal alleine, das heißt ohne geführt zu werden, reiten wollten. Neben Samurai verfügte ich jedoch über kein Pferd, mit dem ich dies ohne Risiko machen konnte.

Meine Pferde waren hochsensibel, zudem in der klassisch-barocken Reitweise ausgebildet. Dies erschwerte es einem Anfänger, auf ihnen zu reiten, ohne durch ein vielleicht falsch verstandenes Signal anzutraben beziehungsweise zu galoppieren und im schlimmsten Fall herunterzufallen. Also erwog ich den Kauf eines Ponys, das kräftig genug war, Kinder und Erwachsene gleichermaßen zu tragen. Forciert wurde ich in meiner Entscheidung durch ein traumatisches Erlebnis mit Kimberly, meiner Knabstrupperstute.

Eines Morgens rief mich meine Kollegin Nicole früh um acht an: „Hallo Ute, ich bin hier an der Weide, weil ich gleich eine Patientin habe. Du musst mal nach Kimberly schauen. Sie hat ein Loch oberhalb des Schultergelenkes. Sieht wie ein Einschussloch aus. Man sieht es nicht sofort, deshalb weiß ich nicht, wie lange sie es schon hat. Ich habe es nur gesehen, weil sich die Fliegen darauf tummeln."

Sie sprach ganz ruhig. Ich hatte nicht den Eindruck, dass es sich hier um eine dramatische Sache handelte. Also fuhr ich erst gegen Nachmittag zur Weide. Als ich dort ankam, konnte ich von weitem nichts Außergewöhnliches entdecken. Kimberly stand gemeinsam mit Xsarah, Samurai und Kenja inmitten des satten Grüns. Sie zupfte so leidenschaftlich die saftigen Grashalme, dass ich nicht den geringsten Zweifel hegte, dass es ihr gut ging.

Es war mittlerweile vierzehn Uhr. Die Sonne stand hoch am Himmel. Sie strahlte mit solcher Kraft auf die Erde nieder, dass es ein wundervolles Gefühl war, ihre warmen Strahlen zu genießen und dabei den zufriedenen Pferden zuzusehen. Ab und an hörte man ein zufriedenes Schnauben der Tiere, während die Vögel den Hintergrund dieses lebendigen Bildes mit ihrem Zwitschern untermalten. Es war einfach herrlich.

„Meine Weide, meine Pferde, mein Glück", dachte ich. Auch wenn es sich hier nicht tatsächlich um meine Weide und meinen Hof handelte, sondern um das Gut meiner Firma. Doch konnte ich schalten und walten, wie ich wollte. Ich musste mich nicht mehr, wie in vergangenen Zeiten, täglich mit den neidischen Vermietern meiner Pferdeboxen herumschlagen.

Eine ganze Weile stand ich so da und genoss die Sonnenstrahlen, die warme Luft und die Stille der Natur. Dann fiel mir wieder ein, warum ich hierher gefahren war. Ich hatte noch genau eine halbe Stunde Zeit, bevor meine nächste Patientin auf dem neuen Hof, der circa zwei Kilometer von der Weide entfernt war, eintreffen würde. Bis dahin musste ich mir die Wunde von Kimberly angesehen und eventuell versorgt haben.

Ich nahm das Halfter aus dem Auto und ging damit auf Kimberly zu. Problemlos ließ sie es sich anlegen, um sich anschließend von mir auf das gegenüberliegende Grünland führen zu lassen. Nun nahm ich dem Pferd die netzartige Decke ab, die ich extra für alle Tiere als Schutz vor den lästigen Fliegen gekauft hatte.

Systematisch untersuchte ich Kimberly auf die Verletzung hin. Da war sie, genau über der Schulter. Man konnte sie tatsächlich kaum erkennen, da die Stelle mit circa einem Zentimeter Durchmesser nicht sehr groß zu sein schien. Aber das war natürlich nur äußerlich. Wie tief die ganze Wunde war, konnte ich so nicht sehen. Jedoch reagierte das Pferd beim Abtasten sehr schmerzempfindlich. Bei leichtem Drücken mit meinen Fingern gegen die Wunde floss sogar Eiter heraus. Sofort rief ich in der Praxis meines Tierarztes an. Nachdem ich die Zusage der Tierarzthelferin hatte, der Arzt käme in der nächsten halben Stunde, hatte ich ein seltsames Bauchgefühl. Es sagte mir, ich solle den Termin mit meiner nächsten Patientin absagen. Ich verzichtete darauf, Kimberly wieder zurück zu ihren Artgenossen auf den anderen Teil der Weide zu bringen. Die junge Stute war so sehr damit beschäftigt, das grüne Gras zu fressen, dass es ihr überhaupt nicht aufzufallen schien, dass sie hier mit mir alleine war. Pferde sind Herdentiere und gerade jüngere Tiere vermissen schnell ihre vierbeinigen Freunde. Ich lief mit Kimberly die Weide auf und ab, während sich mein Bauchgefühl, das ich nicht richtig zu beschreiben vermochte, im Laufe der Zeit immer mehr verstärkte.

Die halbe Stunde war längst vergangen. Nervosität stieg in mir auf. Den Fünfzehn-Uhr-Termin hatte ich gestrichen, aber um sechzehn Uhr traf sich regelmäßig meine Gruppe, die ich gemeinsam mit meiner Freundin Marina leitete. Wenn der Tierarzt jetzt nicht bald erschien, hätte ich ein Problem. Kurzfristig sechs Leute, ganz zu schweigen von Marina, die gleich nach der Arbeit vierzig Kilometer fuhr, zu erreichen, war fast unmöglich. Meine Unruhe stieg von Minute zu Minute. Nach ungefähr eineinhalb Stunden fuhr der Tierarzt mit seinem dunkelblauen VW Kombi auf die Weide.

„Tut mir leid", entschuldigte er sich, während er mir die Hand drückte. „Ich bin aufgehalten worden, ein Notfall. Was gibt es denn hier?"

Ich mochte seine freundliche ruhige Art und erklärte ihm, was ich bei meiner jungen Stute entdeckt hatte. Kimberly war gar nicht davon begeistert, dass ein Fremder, augenscheinlich ein Feind, nach ihrer Wunde sehen wollte. Sofort begann sie zu tänzeln, als der Tierarzt in die Nähe der Verletzung kam. Er versuchte alles, um das Pferd zu beruhigen. Jedoch bot Kimberly ihm nicht die geringste Chance, die Wunde genauer zu begutachten.

„Ich muss ihr auf jeden Fall ein Antibiotikum spritzen. Spritzen lässt sie sich doch, oder?"

„Nicht so besonders." Ich erinnerte mich an die letzte Impf-Odyssee. Kimberly lief mit der Nadel im Hals vor ihrer vermeintlichen Peinigerin davon. Dabei wollte die Kollegin des Doktors nur die Impfung vornehmen. „Ich glaube, es ist besser eine Nasenbremse anzulegen."

Eine Nasenbremse ist eine Schlinge aus einer Art Seil, die an einem Holzstock befestigt ist. Die Schlinge legt man um das Ende der empfindlichen Pferdenase und dreht dann langsam zu. Es heißt, dass dabei die Nerven des Pferdes so stimuliert werden, dass das Pferd kein Schmerzempfinden mehr hat. Außerdem soll sie eine beruhigende Wirkung ausüben. Nachdem der Arzt die Bremse angelegt hatte, bat er mich, diese festzuhalten. Nun inspizierte er schnell die Wunde. Kimberly ließ sich nicht von der Nasenbremse beeinflussen und begann, trotzdem oder gerade deshalb, auf der Stelle zu tänzeln. Sie war sehr aufgeregt und steigerte sich hinein. Ihre rassebedingt weiß umrandeten Augen schauten panikartig abwechselnd zu mir und zum Arzt.

„Es hat so keinen Sinn", hörte ich den Tierarzt schon leicht genervt sagen. Er war wirklich ein sehr geduldiger Mensch. Das Theater, das Kimberly veranstaltete, war für ihn nicht nachvollziehbar. „Ich muss sie sedieren. Die Wunde muss ordentlich versorgt werden, sonst heilt sie nicht." Er holte eine Ampulle aus seinem Auto, zog die Spritze auf und gab sie Kimberly gekonnt in die rechte Halsvene. Sie gebärdete sich so wild, dass ich sie kaum festhalten konnte. Nach einigen Minuten wurden ihre Augen trüber und Kimberly begann zu dösen. Endlich, endlich war Ruhe eingekehrt.

Der Tierarzt wartete noch weitere fünf Minuten. „So, jetzt müsste sie müde genug sein. Aber ich glaube, es ist besser, wenn Sie zur Sicherheit die Bremse weiter festhalten."

Mir war zu diesem Zeitpunkt noch gar nicht aufgefallen, dass ich genau frontal zu meinem Pferd stand. Aber selbst wenn es mir zu diesem Zeitpunkt bewusst gewesen wäre, hätte ich meine Position mit ziemlicher Sicherheit nicht geändert, denn mein kleines Stütchen schien ja völlig beruhigt vor mir zu stehen. Ich erinnere mich noch daran, wie der Tierarzt Desinfektionsmittel auf die Wunde spritzte. Im selben Moment merkte ich, wie sich Kimberly voller Panik aufbäumte. Die Vorderhufe wedelten drohend direkt vor mir durch die Luft. Plötzlich - ein heftiger Schlag in meinen Magen. Ich fühlte mich ein paar Meter durch die Luft fliegen, dann landen und vor Schmerzen zusammengekrümmt auf dem Boden liegen. Den Rest nahm ich ganz vage wahr. Ich hörte mich selbst vor Schmerzen stöhnen. Mein Magen fühlte sich wie ein großes Loch an. Musste ich jetzt sterben? Lebte ich überhaupt noch?

Auf einmal nahm ich einen Schatten über mir wahr. Ich spürte die Hand des Arztes auf meiner Schulter und hörte seine Worte wie durch Watte.

„Hallo, wie geht es Ihnen? Soll ich einen Notarzt rufen?" Ich hatte keine Ahnung, wie es mir ging, aber eins wusste ich. Ich wollte keinen Notarzt! Ich hatte gerade festgestellt, dass ich, entgegen meines ersten Eindrucks, noch am Leben war. Das reichte für den Moment. Ich wollte nichts hören. Ich wollte nichts sehen. Ich wollte nur, dass dieser verdammte Schmerz endlich nachließ.

Nach gefühlten zehn Minuten kam ich langsam wieder in dieser Welt an. Ich sah mein Pferd fünfzehn Meter von mir entfernt stehen. Sie war noch immer leicht benommen.

Der Veterinär stand hilflos neben mir. „Soll ich nicht doch einen Notarzt anrufen? Sie könnten innere Blutungen haben." Und dann der Satz, der lange in meinem Gehirn verankert bleiben sollte: „Das Pferd ist gemeingefährlich."

„Ja", dachte ich, „das Pferd ist gemeingefährlich."

Nachdem ich da so eine Weile in der Haltung, die uns als Embryonalhaltung bekannt ist, auf dem Boden gelegen habe, versuchte ich aufzustehen. Ich wollte Kimberly erneut festhalten, damit der Tierarzt die Wunde versorgen konnte. Aber gleich nachdem ich mich aufgerappelt hatte, spürte ich, wie das Blut, das endlich in meinem Gehirn angekommen war, einen Rückzieher machte und in Richtung Füße wanderte. Mir wurde sofort übel. Ich sagte schnell: „Tut mir leid, aber mit dem Stehen klappt es noch nicht." Schnell ging ich zu meinem Auto, das ich auf der Wiese geparkt hatte und setzte mich so auf den Boden, dass ich mit dem Rücken gegen den Vorderreifen lehnte.

„Sie bleiben mal schön da sitzen. Ich mach das alleine." Der Tierarzt nahm die Stute am Halfter, drehte die Bremse erneut fest zu und steckte das Holz unter das Halfter. Kimberly stand mit gesenktem Kopf da und wartete auf die Dinge, die da kommen sollten.

„Seltsam", dachte ich bei mir, „sie ist sediert und hat die Bremse drauf. Wie kommt es, dass sie trotzdem noch so reagiert?"

Der Doktor versuchte erneut - ohne Erfolg - an die Wunde zu kommen. „Es gibt zwei Möglichkeiten. Entweder ich lasse Ihnen eine Tube Salbe da oder ich lege sie für fünfzehn Minuten in Vollnarkose." Er hatte genug, das merkte ich. Am liebsten hätte er mir die Tube Salbe dagelassen und wäre gefahren. Ich konnte ihn gut verstehen. Mir ging es ähnlich. Ich konnte ihm nicht mal helfen, da ich komplett außer Gefecht gesetzt war. Mein Kreislauf machte einfach nicht mit.

Der Tierarzt war aber viel zu gewissenhaft, als dass er weggefahren wäre, ohne Kimberlys Wunde zu versorgen.

„Es nützt alles nichts. Wenn Sie einverstanden sind, setze ich jetzt die Narkose. Wir können das nicht so lassen. Die Wunde muss versorgt werden." Er sah mich erwartungsvoll an.

Mir war das alles so egal. Mein Kreislauf hatte sich noch nicht beruhigt. Immer, wenn ich versuchte aufzustehen, musste ich mich sofort wieder setzen.

„Machen Sie ruhig", antwortete ich deshalb teilnahmslos.

„Sie gehen zum Arzt, nicht wahr?" Er machte sich wirklich Sorgen.

„Ja, ja, später", antwortete ich. Zu diesem Zeitpunkt war ich mir sicher, dass ich nicht gehen würde. Dann fiel mir wieder die Gruppenstunde ein. Es war mittlerweile fünfzehn Uhr dreißig. Marina, die immer eine viertel Stunde eher kam, würde gleich auf den Hof fahren. Ich schrieb ihr schnell eine SMS, sie solle bitte zur Weide kommen.

Nachdem Kimberly - ohne erneut in Panik zu geraten - das Narkosemittel gespritzt wurde, dauerte es keine fünf Minuten, bis sie auf die linke Seite fiel. Der Doktor versorgte die Verletzung. Beim Zunähen stellte sich heraus, dass es sich um ein tiefes Loch handelte.

„Wenn die Betäubung nachlässt, schüttelt Kimberly sich einmal und steht auf. Sie schwankt ein wenig hin und her. Sie müssen nichts tun", erklärte der Tierarzt mir nach der Behandlung. Ich hatte gar nicht vor, dem Pferd beim Aufstehen zu helfen, wäre schon zufrieden gewesen, wenn ich selbst ohne Probleme aufstehen könnte.

„Kann ich Sie hier alleine lassen?", fragte der Veterinär nochmals.

„Ja, machen Sie sich keine Sorgen. Meine Freundin kommt gleich. Und es geht wieder", versuchte ich ihn zu beschwichtigen.

„Jetzt haben Sie wieder ein bisschen Farbe. Eben waren Sie schnee-weiß." Er schien sich selbst beruhigen zu wollen, als er hinzufügte: „Wenn Sie innere Blutungen hätten, wären Sie schon zusammenge-klappt."

Ich war mittlerweile aufgestanden und blieb einigermaßen auf den Beinen. Er verabschiedete sich und wünschte mir noch einmal alles Gu-te. Wieder nahm ich am vorderen Autoreifen Platz. Ich beobachtete mein schlafendes Pferd. Es dauerte ein paar Minuten, bis Kimberly auf-wachte und sich von der Seiten- in die Bauchlage drehte. Den Kopf hat-te sie auf dem Boden aufgestützt und beobachtete erst mal ihre Um-welt. Weitere zwei Minuten später stand Kimberly auf, schüttelte sich und ging über die Weide, als sei überhaupt nichts Außergewöhnliches geschehen.

Schließlich kam Marina. Ich berichtete kurz, was geschehen war. „Da die Gruppe gleich zusammenkommt, übernimmst du die Leitung, ich sehe zu. Ich krieg das hin."

Das Ende vom Lied war, dass die Gruppenmitglieder, froh über die Zeit für sich, Kaffeetrinken gingen und Marina mich wieder auf der Wei-de ablud. Sie hatte mich vorher erfolglos zwei Stunden, auf der Suche nach einem Arzt mit Ultraschallgerät, durch die Gegend kutschiert. Mir ging es gut.

Und dann kam Eddie

Nach dem Vorfall mit Kimberly konnte ich kein Vertrauen mehr in diese sonst so wunderbare Stute investieren. Die Dinge hatten sich in-nerhalb von zwei Minuten komplett verändert. Zwar hatte ich körper-lich alles gut überstanden, aber meine Seele war sehr schwer verletzt. Ich war traumatisiert. Ich fühlte mich wie eine Frau, die von dem Mann, den sie liebte, zusammengeschlagen wurde. Ich hatte so etwas - Gott sei Dank - bisher noch nie erlebt, war mir zu diesem Zeitpunkt jedoch sicher, diese Situation musste sich ganz genauso anfühlen.

Ich wartete zwei Wochen ab, überlegte hin und her. Dann beschloss ich, entgegen aller gut gemeinten Ratschläge, Kimberly zu verkaufen.

Ich war besessen von dem Gedanken. Wieder und wieder hörte ich den Tierarzt: „Das Pferd ist ja gemeingefährlich." Ich bezweifelte, jemals wieder ein Vertrauensverhältnis zu diesem Tier aufbauen zu können. So setzte ich eine Anzeige ins Internet und begab mich zeitgleich auf die Suche nach einem Ersatz. Und dann kam Eddie.

Eddie war, laut Anzeige, sechzehn Jahre alt, in einer Preisklasse, die ich mir vorgestellt hatte und sollte ein ruhiger Charakter sein. Als ich ihn, gemeinsam mit Olaf, anschaute, fielen mir gleich seine großen treuen Augen auf. Eddie war wirklich ein absoluter Schatz. Ich ritt ohne Sattel und Zaumzeug. Mir fiel nur auf, dass der Kleine wie ein altes Segelschiff auf dem Meer schwankte. Jedoch war er brav und seine Bewegungen waren nicht unregelmäßig. Ich hatte mich sofort in diesen kleinen kompakten Kerl verliebt. Als ich Eddie nach zwei Wochen abholte, gab mir die Besitzerin die Papiere.

„Oh", bemerkte ich gleich. „Er ist nicht sechzehn, sondern siebzehn Jahre alt." Ich war ein wenig sauer, denn fünfzehn war meine persönliche Altersgrenze. Da Eddie aber genau in das Schema passte, das ich mir vorgestellt hatte, beschloss ich, ihn auch mit sechzehn Jahren zu nehmen. Nun war er jedoch schon siebzehn.

Während ich ihn auflud, bemerkte die Verkäuferin, dass er wohl einmal gekoppt hätte. Koppen ist eine Verhaltensauffälligkeit bei Pferden, die, wie man früher sagte, durch Langeweile entsteht. Diese Pferde setzen mit den oberen Schneidezähnen auf Futterkrippen, Mauern, Zäunen etc. auf. Dabei schlucken sie Luft und stoßen diese mit einem lauten Geräusch, ähnlich dem menschlichen Rülpsen, wieder aus. Bei Eddie hatte ich nie das Gefühl, dass er aus Langeweile, sondern stressbedingt koppt.

Diese beiden Tatsachen wären Grund genug gewesen, den Kauf rückgängig zu machen. Aber irgendetwas an diesem Pferd hatte mich ganz tief in meiner Seele berührt. Ich hatte das Gefühl, dass er bisher nie wirklich Glück im Leben hatte, und ich war bereit, ihm dieses Glück zu geben. Ich wollte für ihn sorgen. Außerdem war ich der Meinung, dass es ja auch keine perfekten Menschen gibt. Warum sollte es also perfekte Pferde geben? Oder anders herum, warum waren wir Menschen immer auf der Suche nach dem perfekten Pferd? Wollten wir dadurch vielleicht unsere eigenen Unzulänglichkeiten ausgleichen?

Dass ich recht haben sollte, bestätigte mir Eddie schon nach ein paar Tagen.

Ich kam zur Weide und rief: „Hallo Eddie!" Das Tier hob sofort den Kopf und wieherte mir laut und freundlich zu. Das hatte er nicht getan, als seine Besitzerin mit mir zur Weide kam. Eddie und ich hatten sofort Freundschaft geschlossen.

Kimberly, ein Profi auf ganzer Linie

Nachdem einige Interessenten auf die Verkaufsanzeige von Kimberly antworteten, spürte ich, dass ich nicht in der Lage war, diese wunderbare Stute zu verkaufen. Also beschloss ich, meinen Unfall, der sich für mich wie ein Trauma anfühlte, zu verarbeiten, Kimberly zu behalten und ein fünftes Pferd – Eddie - zu versorgen.

Seltsamerweise änderte sich Kimberlys Verhalten komplett. War sie oft aufmüpfig und trotzig, entwickelte sie sich plötzlich zum Traumpferd. Es war, als hätte sie meine Verkaufsabsichten mitbekommen. Wie so oft hatte ich das Gefühl, dass Pferde Gedanken lesen können. Hatte Kimberly dies getan? Meine Gedanken gelesen? Hatte sie tatsächlich gemerkt, dass sie alles aufgeben sollte? Ich bereute meinen Entschluss, Kimberly zu behalten, nicht. Natürlich sind Kosten und Arbeit bei fünf Pferden alles andere als gering. Jedes der Tiere zeichnet jedoch einen besonderen Charakter aus. So ist jeder Tag mit ihnen eine Bereicherung für mich und für meine dankbaren Patienten.

Seit meiner Ausbildung zur Reittherapeutin vor zehn Jahren interessierte ich mich für das Horsemanship. Dies beinhaltet nicht nur den natürlichen, stressfreien Umgang zwischen Mensch und Tier, sondern auch eine gewaltfreie Beziehung zum Pferd. Während meiner Ausbildung erlernte ich die ersten Grundlagen des Horsemanship. Ich besuchte weitere Lehrgänge, las einschlägige Literatur und sah mir DVDs an. Darüberhinaus übte ich viel mit meinen Pferden und Patienten. Mein Ziel war und ist es, dass die Menschen lernen, eine gewaltfreie Beziehung zu meinen und zu ihren eigenen Pferden aufzubauen. Da ich zu circa neunzig Prozent mit durch Gewalt traumatisierten Frauen arbeitete, lag mir immer viel daran, gerade diesen Menschen zu vermitteln, dass Gewalt keine Lösung ist und man auch partnerschaftlich mit einem Pferd umgehen kann.

Von Beginn unseres Zusammentreffens an trainierte ich mit Kimberly spielerisch diese Lektionen. Sie war eine gute Schülerin. Als sie drei Jahre alt war, entschloss ich mich, gemeinsam mit meiner Freundin Marina und deren dreijähriger Knabstrupperstute, einen Horsemanship-Lehrgang zu besuchen. Ich war mir sicher, dass Kimberly und ich noch an einer besseren Technik feilen konnten. Die Stute war sehr begabt und mittlerweile zu einem sehr beliebten Therapiepferd herangereift.

Janet, die Trainerin des Lehrgangs, war eine patente Frau. Mit meiner Stute Kenja hatte ich schon an einem ihrer Kurse teilgenommen. Von Janets Art des Erklärens und ihrem Umgang mit Pferden war ich beeindruckt. Janet hatte diesmal eine Schülerin von sich mitgebracht, die, wie sie sagte, sehr talentiert war. Die junge Frau machte auf mich einen recht schlaksigen Eindruck und schien nicht sonderlich selbstbewusst zu sein. Ich fragte mich, als Janet sie uns vorstellte, welche erwachsene Frau sich „Mariechen" nennen lässt. Mariechen sah auch irgendwie aus wie Mariechen, nur ungefähr einen Meter größer. Sie hatte mittelblonde Haare, die sie zu einem langen Zopf zusammengeflochten hatte. Ihre vielen Sommersprossen wirkten ein wenig spitzbübisch. Immer, wenn Janet etwas über Mariechen sagte, wirkte es, als hätte sie ein kleines Schulmädchen bei sich. Wieder stellte ich mir die Frage, was für eine Rolle Mariechen in diesem Kurs hatte. Warum hatte Janet sie mitgebracht? Laut ihrer Aussage sollte die junge Frau mit ihr zusammenarbeiten. Aber warum solch ein schüchternes Wesen? Und warum musste sie diese Schüchternheit noch forcieren, indem sie die erwachsene Frau „Mariechen" nannte?

Als der Lehrgang begann, richtete ich meine Konzentration auf mich und mein Pferd. Kimberly machte alle Übungen super mit. Janet war immer begeistert, wenn sie in unsere Nähe kam und uns arbeiten beziehungsweise spielen sah. Marina hatte noch nicht so viel Erfahrung mit ihrer Stute und so half Janet ihr. Tanuri, Marinas Pferd, lernte die

Lektionen wirklich sehr schnell. Wir hatten alle viel Spaß. Zwischendurch machten wir Pausen, in denen wir uns in einem Kreis zusammensetzten und die nächsten Lektionen besprachen.

Janet fragte einmal in die Runde: „Wer kann sein Pferd um sich herumlaufen lassen, ohne es dabei anzuschauen und ohne, dass es die Gangart wechselt?"

Völlig euphorisch, da ich dies mit meiner kleinen Stute sehr oft geübt hatte, rief ich ganz spontan: „Ich kann das."

„Toll, dann kannst du uns das ja mal vorführen", meinte Janet. Ich war stolz und freute mich, nun endlich die Lorbeeren für unsere Mühen ernten zu können. Sehr gerne würde ich zeigen, was für ein gutes Verhältnis ich zu meinem Pferd hatte.

Aber Janet hatte den Satz gerade zu Ende gesprochen, als sie hinzufügte: „Ach nein, lass mal Mariechen das machen."

„Na gut", dachte ich missmutig und überreichte der jungen Frau den Strick meines Pferdes.

Was dann passierte, hätte mir eigentlich klar sein müssen. Kimberly machte ihre Arbeit. Pferde haben keinen Urlaub und keine Wochenenden. Als Mariechen das Seil in die Hand nahm, um das Pferd um sich herum im Kreis laufen zu lassen, weigerte sich Kimberly vehement, mitzumachen. Natürlich hatte sie die Unsicherheit dieser Frau gespürt. Kimberly machte nichts anderes als ihren Job. Sie spiegelte Mariechens Unwohlsein, indem sie sich komplett in das Halfter warf.

Janet war natürlich richtig sauer, dass Kimberly ihre Kollegin so vorführte. „Dieses Pferd ist nicht erzogen. Da müssen wir sehen, ob wir das hier in den zwei Tagen hinbekommen. Die muss erst mal lernen, dass sie sich nicht in das Halfter zu werfen hat."

„Oho", dachte ich. „Ihre Majestät fühlt sich auf den Schlips getreten."

Nachdem die Vorstellung vorbei war, bekam ich mein Pferd wieder und ließ es, in aller Ruhe und vertrauensvoll, um mich herumlaufen. Kimberly warf sich nicht ins Halfter, noch wechselte sie eigenmächtig die Gangart. Janet beobachtete uns die ganze Zeit aus der Ferne. Jedoch hatte sie leider nicht die Courage, ihre Fehldiagnose zurückzunehmen. Meine Stute und ich erlebten noch einige solcher Zwischenfälle auf diesem Lehrgang. Solange ich mit Kimberly alleine für mich arbeitete, waren wir ein wunderbar harmonisches Team. Sobald aber Mariechen in unsere Nähe kam und mit Kimberly etwas zeigen wollte, funktionierte nichts mehr. Kimberly ist eben ein Profi, was menschliches Verhalten und Therapie angeht. Sie durchschaut jeden Menschen auf Anhieb.

Abschied von Eddie

Leider kam dann doch der Tag, an dem ich mir eingestehen musste, dass ich mit fünf Pferden finanziell und zeitlich total überfordert war. So lieb ich Eddie gewonnen hatte, ich musste ihn abgeben. Bei diesem Gedanken fühlte ich mich sehr schlecht, hatte ich doch dem älteren Herrn versprochen, dass er seinen Lebensabend bei mir verbringen durfte. Ich fühlte mich, wie jemand, der sein Wort gebrochen hat. Jetzt könnte man sagen, Eddie ist nur ein Pferd. Aber meine Tiere sind nicht nur Pferde für mich. Sie sind meine Freunde, meine Kollegen, meine Seelentröster. Ich kann mir ein Leben ohne meine Pferde nicht mehr vorstellen. Und nun geschah das, wovor ich immer am meisten Angst gehabt hatte. Ich musste mich von einem lieb gewonnenen Freund trennen. Jedoch fußte diese Entscheidung auf einem weiteren triftigen Grund. Ich hatte beobachtet, dass Eddie, wenn er mit Patienten arbeitete, sehr stark das Bedürfnis zu koppen hatte. Pferde tun dies in Stresssituationen. Wenn meine Patienten aggressive Gefühle hatten, diese aber selbst kaum wahrnahmen, hatte Eddie ein Problem damit. Selbst wenn ich ihm Heu zur Ablenkung hinlegte, koppte er. Dies war seine Art des Spiegelns. Eddie hatte zudem draußen im Paddock sehr viel Stress mit Kimberly und Xsarah.

Die Anzeige, die ich daraufhin ins Internet setzte, war so interessant, dass mich gleich mehrere Leute am selben Tag kontaktierten. Die erste Frau, die anrief, suchte ein Pferd für ihre vierzehnjährige Tochter Annika.

Mein erster Gedanke war: „Oh Gott, mein armer Eddie mit einem pubertierenden Mädchen." Aber die Dame klang so euphorisch und interessant, dass ich mir die potentiellen Käufer wenigstens mal ansehen könnte.

Annika kam mit ihren Eltern, um Eddie anzuschauen. Jannina, meine Freundin, hatte das Pferd aus dem Paddock in den Stall gebracht. Das Mädchen putzte ihn fleißig. Ich sah sofort, dass es sich hier nicht um einen gewöhnlichen, pubertierenden Teenager handelte, sondern um ein sehr blasses, freundliches und zurückhaltendes Mädchen. Annika hatte mittelblonde kinnlange Haare und eine schlanke, fast zierliche Figur. Eddie schien sie gleich zu mögen. Ich spürte, wie mir warm ums Herz wurde. Als ob sie sich schon ewig kennen würden, bildeten die beiden sofort eine Einheit. Auch Annika fühlte sich in Eddies Gegenwart sehr wohl, und was besonders wichtig ist, sicher. Die Eltern des Mädchens machten einen offenen und sympathischen Eindruck. Nachdem Annika Eddie eine Weile geputzt hatte, fragte ich sie, ob sie ihn reiten wolle.

„Ja, gerne." Das Mädchen wirkte ein wenig schüchtern. Ganz anders als die vierzehnjährigen Mädchen, die ich so erlebt hatte. Ich holte Eddies Sattel und Trense aus der Kammer. „Du solltest ihn selber satteln, damit du gleich weißt, ob du mit ihm zurechtkommst." Ich drückte Annika den Sattel in die Hand und beobachtete, wie das kleine Pferd geduldig wartete, bis dieser passend an Ort und Stelle lag. Annika und ihre Eltern waren begeistert von der Geduld des Haflingers. Bei der Trense half ich ein wenig, da Eddie beim Einlegen mal gerne die Zähne aufeinander beißt. Als ehemaliges Schulpferd hatte Eddie sich den ein oder anderen Trick angeeignet. Aber niemals wurde er böse oder ungehalten. Er war ein typischer Haflinger. Bestimmte Dinge saß er einfach aus. Schließlich gingen wir alle gemeinsam in die Reithalle. Annika setzte sich auf ihr zukünftiges Pferd. Auch hier zeigte sich wieder, dass Eddie sie nicht enttäuschen würde. Während die beiden sich in der Halle aufeinander einstimmten, standen wir Erwachsenen beisammen.

Ich fragte Annikas Mutter, Annett: „Hat Ihre Tochter Geburtstag und bekommt ein Pferd als Geschenk?"

„Nein", antwortete Annett. „Annika hat ein Angiom im Gehirn. Sie muss bald operiert werden. Wir möchten ihr das Pferd als Anreiz kaufen, damit sie danach schnell wieder auf die Beine kommt. Wir wollten fragen, ob er hier stehen bleiben kann, bis unsere Tochter aus dem Krankenhaus kommt? Es wäre uns eine große Hilfe. Er soll sich mit Annika zusammen an den neuen Stall gewöhnen."

„Das ist kein Problem", antwortete ich.

„Na, Annika, ich glaube, das ist das richtige Pferd, oder? Du lachst ja über das ganze Gesicht", sagte Annikas Vater, als diese vom Probereiten kam. Annika schaute ihn verständnislos an. „Wenn du ihn haben möchtest, sollst du ihn bekommen."

Jetzt strahlte das Mädchen mehr als zuvor. „Ja" war das einzige Wort, das sie herausbekam. Aber so, wie sie es sagte, wussten wir alle, dass sie ihr Glück kaum fassen konnte.

Eddie und Annika

Es erwies sich als richtige Entscheidung, meinen lieben Eddie an diese Familie abzugeben. Diese hatte viel durchgemacht, dass ich sehr froh war, den Haflinger an sie verkauft zu haben. Ich war mir sicher, hier nicht nur einen guten Platz für das Tier gefunden zu haben, sondern auch einen Beitrag zur Verbesserung der Lebensqualität eines kranken jungen Mädchens geleistet zu haben.

Annika kam an den zwei Wochenenden vor ihrer Operation in den Stall. Sie war wirklich sehr um ihr Pferd bemüht und fragte, wenn sie etwas nicht wusste. Wir ritten mit mehreren Frauen gemeinsam aus und übten mit Annika, wie sie Eddie, ihr Pferd, am Boden trainieren konnte.

Mit der Zeit erfuhr ich von Annikas Krankheitsgeschichte. Das Mädchen war schon immer ein Pferdenarr. Eines Tages, sie war gerade in den Ferien auf einem Reiterhof, stellte sie fest, dass sie ein Blatt nicht mehr in den Händen halten konnte. Es war ihr einfach durch die Finger geglitten, ohne dass sie in der Lage war, es zu verhindern. Das passierte dann häufiger. Annett dachte zunächst, es sei eine Nebenwirkung der Zeckenimpfung, die Annika vor einiger Zeit erhalten hatte. Ein Gespräch mit der Kinderärztin widerlegte diesen Verdacht. Nun traten diese Symptome mittlerweile einmal im Monat auf. Ein Jahr später entwickelte Annika die gleichen Anzeichen wie bei einem Schlaganfall. Speichel lief ihr aus der rechten Mundhälfte. Sie konnte die rechte Seite komplett nicht bewegen. Annika war erst dreizehn Jahre alt. Die Eltern riefen sofort den Notarzt und ließen die Tochter mit Blaulicht ins Krankenhaus bringen. Annetts Mutter vermutete, dass Annika sich an einem Zeckenbiss infiziert hatte. Vor einigen Jahren wurde Annika von einem solchen Parasiten in die Schläfe gebissen.

Dem Kind wurde Liquor (Gehirnflüssigkeit) entnommen sowie eine Kernspintomographie durchgeführt. Stunden der Angst taten sich auf. Dann die Gewissheit, ein Angiom, ein Gewächs innerhalb der Blutgefäße im Gehirn. Diese Wucherung hatte die Größe eines Hühnereis. Annika zeigte Symptome epileptischer Anfälle.

Ein Schock für die ganze Familie, Panik und Verzweiflung breiteten sich aus. Die Angst und die Qualen, ihr Kind so leiden zu sehen, brach den Eltern fast das Herz. Die Familie weinte gemeinsam und ließ ihren Gefühlen freien Lauf. Allen war klar, dass Annika sterben könnte. Mit dreizehn Jahren mit dem eigenen Tod konfrontiert zu werden, war eine enorme Herausforderung.

Annika kam nach Magdeburg in eine Spezialklinik, wo das Angiom embolisiert, das heißt die Blutgefäße verödet wurden. Ungefähr vierzig bis sechzig Prozent, leider nicht alles, konnte auf diese Weise entfernt werden. Annika nahm Medikamente, um die epileptischen Anfälle zu verhindern. Nach einiger Zeit wurden die Medikamente reduziert, die Anfälle häuften sich wieder. Nach neun Monaten wurde eine zweite Embolisation vorgenommen. Danach konnte Annika ihre rechte Hand nicht mehr bewegen. Kurze Zeit später war die gesamte rechte Seite eingeschränkt. Die Sprache war bis auf ein unverständliches Lallen komplett weg. Wieder Angst und Panik, was war geschehen? Würde Annika jemals wieder ein normales Leben führen können? Noch in der Klinik schob man das Mädchen zur weiteren Abklärung in die so genannte „Röhre", um eine weitere Kernspintomographie durchzuführen. Es war mitten in der Nacht, als die Schwestern das Kind zur Untersuchung holten. Als Annika in dem Gerät lag, den gesamten Körper komplett eingeschlossen, dazu das fast unerträgliche laute Klopfen der Maschine, erlitt sie eine schwere Panikattacke. Das Mädchen bekam plötzlich keine Luft mehr. Ihr Herz raste, als würde es gleich aus ihrem Brustkorb springen. Annika dachte, jetzt wäre alles vorbei. Sie hatte solche Todesangst, dass sie dachte, sie würde die folgenden Minuten nicht überleben. Voller Panik klingelte sie nach der Schwester. Diese stellte sofort das Gerät ab, gab dem Mädchen etwas zur Beruhigung und brachte sie wieder auf ihr Zimmer.

Die Untersuchung zeigte, dass das Angiom durch die Embolisation fast ganz entfernt werden konnte, jedoch leider nur fast. Der Rest würde weiter wachsen. Es gab nur eine Chance, diesem ein Ende zu bereiten - eine risikoreiche Operation im Gehirn. Das komplette Gewächs musste entfernt werden, wenn Annika jemals ein normales Leben führen wollte.

Als Annika zu Hause war und die Eltern ihrer Tochter schonend beibringen wollten, was auf sie zukommen würde, passierte etwas Unvorhergesehenes. Das Mädchen, das alles bisher so klaglos mit sich hatte machen lassen, weigerte sich vehement, diese notwendige Operation über sich ergehen zu lassen. Annika hatte keine Lust mehr. Sie wollte einfach nur ihre Ruhe. Über anderthalb Jahre hatte man an ihr herumgedoktert. Sie hatte von Anzeichen eines Schlaganfalls bis hin zu schweren Panikattacken alles erlebt. Das war für einen Teenager die massivste Belastung. Und jetzt noch den Kopf aufschneiden lassen? Schon wieder dem Tod ins Auge sehen? Nein, das war einfach zu viel!

Die Eltern waren wieder einmal verzweifelt. Hatte die ganze Tragik doch auch an ihren Nerven gezehrt. Was sollten sie ihrer Tochter raten? War das wirklich die letzte Lösung? Was, wenn Annika die ganze Sache nicht überleben würde? Tage und Nächte vergingen. Annett und ihr Mann, Reiner, grübelten und zermarterten sich den Kopf. Sie hatten das Gefühl, ihre Tochter zu einer schrecklichen Entscheidung überreden zu müssen. Aber wenn es doch keine andere Chance gab? Nach vielen Stunden des Redens und verzweifelten Weinens kamen die beiden zu dem Schluss, dass sie keine andere Möglichkeit hatten, als den Ärzten zu vertrauen, sollte ihre Tochter jemals wieder gesund werden.

Und so kam Annikas Vater auf die Idee, Eddie zu kaufen. Annika sollte Eddie dafür bekommen, dass ihr die Entscheidung für eine Operation leichter fiel. Eddie sollte ihr nach der Operation helfen, wieder auf die

Beine zu kommen. Es funktionierte. Annika entschied sich für den Eingriff.

Annika wurde operiert. Das Angiom konnte komplett entfernt werden. Nach gut zehn Tagen durfte das Mädchen das Krankenhaus verlassen. Der erste Weg führte in den Stall. Eddie wieherte gleich, als Annika um die Ecke kam und nach ihrem Freund rief.

„Eddie, da bist du ja", rief sie glücklich. Der Haflinger spitzte die Ohren und kam gleich auf den Teenager zu.

Am Wochenende darauf kam Annika mit ihren Eltern auf den Hof. Alle waren erleichtert. Das Kind hatte die schwere Operation unbeschadet und erfolgreich überstanden. Reiten durfte Annika vorerst nicht.

„Das macht aber nichts", sagte sie strahlend. „Wir werden ein bisschen am Boden arbeiten, um Vertrauen aufzubauen." Ich war erstaunt - vierzehn Jahre und so vernünftig.

Ich sah Annika circa ein Jahr später wieder. Mit ihrer Mutter hatte ich weiter einen lockeren Kontakt. Wir hatten uns angefreundet. Als Annika zu mir auf den Hof kam, um mich zu besuchen, traute ich kaum meinen Augen.

„Annika? Mensch, hast du dich verändert!", platzte es aus mir heraus. Annika lachte über meine Verblüffung. „Auf der Straße hätte ich dich nicht wiedererkannt."

In meinen Erinnerungen sah ich Annika als blasses, zerbrechliches und schüchternes Mädchen. Was ich hier sah, war ein aufgeschlossener und selbstbewusst wirkender Teenager. Aus der kleinen grauen Maus hatte sich ein bildhübscher, farbenfroher Paradiesvogel entwickelt.

Stolz stieg in mir auf. Hatte ich Eddie gegenüber vor einem Jahr noch ein schlechtes Gewissen gehabt, so war ich mir nun sicher, alles richtig gemacht zu haben.

In diesem Fall wurde mehr als deutlich, welch eine heilende Wirkung Pferde besitzen. Mit ihrer unerschütterlichen Liebe zu ihrem Besitzer schaffen sie es immer wieder, persönliche Stärke und Lebensmut zu vermitteln.

Tabernero, die Grenze zwischen Genie und Wahnsinn

Als ich Tabernero das erste Mal sah, stand er im Stall meiner Reitlehrerin. Es war zwei Wochen her, seit er kastriert worden war, und so hatte er noch diese maskuline Ausstrahlung, die einen Hengst ausmachen. Mir fielen sofort seine wunderschönen, grün gesprenkelten Augen und seine schneeweiße Mähne auf. Sein Fell glitzerte im Licht wie Perlmutt. Meine erste Assoziation bei seinem Anblick - ein Einhorn. Ich war dermaßen fasziniert, dass mir das Bild dieses Pferdes nicht mehr aus dem Kopf ging.

Jasmin war sichtlich stolz auf dieses wunderschöne Exemplar. Jedoch äußerte sie, dass er beim Reiten kein einfaches Pferd sei.

Weder hatte ich die finanziellen Mittel, noch wollte ich ein weiteres Pferd. Mit dem Verkauf von Eddie hatte ich mit der Idee, fünf Pferde zu besitzen, abgeschlossen. Außerdem war ich mir sicher, dass Jasmin dieses Traumpferd niemals verkaufen würde. Und trotzdem, da war etwas in mir, das mir sagte: „Das ist dein Pferd." Dieser Gedanke war natürlich völlig unrealistisch, denn selbst, wenn alles passte, müsste man solch ein Pferd auch reiten können. Mein Unterbewusstsein war anderer Meinung, denn nachts träumte ich von dem „Einhorn-Pferd".

Ein gutes halbes Jahr nahm ich Unterricht bei Jasmin und entwickelte mich gut. Eines Abends forderte sie mich auf, Tabernero zu reiten. Ich war ein wenig irritiert, da sie immer wieder gesagt hatte, dass er nicht so leicht zu reiten wäre. Und nun sollte ich ihn reiten? Stolz und Unbehagen machten sich gleichzeitig in mir breit.

„Er ist nicht böse", sagte Jasmin, „keine Angst. Beim Einfangen ist er etwas schwierig. Er will nicht von Funny weg." Funny war Jasmins perfekt ausgebildete Stute, die ich sonst immer ritt, um mich auch in höheren Lektionen weiterzubilden.

Nachdem ich Tabernero erfolgreich, mit Hilfe von Möhren, den Strick über den Hals gelegt hatte, konnte ich ihm problemlos das Halfter überstreifen. Seit Tabernero im Offenstall stand, hatte er viel von seinem Einhorn-Aussehen einbüßen müssen. Sein vorher so wunderbar perlmuttfarbenes Fell wies nun das Grau und die Rauheit eines Erdferkels auf. Trotzdem konnte ich seinem Charme nicht widerstehen. Als ich ihn fertig gesattelt hatte, führte ich das Pferd auf den Reitplatz. Ich begann mit ein wenig Bodenarbeit, um Taberneros Aufmerksamkeit, die immer noch bei Funny war, auf mich zu ziehen. Langsam ließ sein Rufen nach der Stute nach. Er begann sich zu konzentrieren.

Meine Reitlehrerin hatte uns beobachtet. Nachdem wir uns eine Zeit lang miteinander beschäftigt hatten, bedeutete sie mir, aufzusteigen. Ich war ganz schön aufgeregt. Mein Pferdepartner wieherte nun wieder nach seiner Stute. Am Boden hatte ich mich sicher gefühlt und konnte diese Sicherheit auch vermitteln. In dem Moment, in dem ich aufgestiegen war, legte ich meine Sicherheit auf dem Sandboden ab.

Tabernero, der selbst nicht zu den sichersten Pferden gehörte, spürte dies. Trotzdem oder gerade deshalb trug er mich Runde für Runde über den Platz. Seine Sensibilität erweckte in mir eine Behutsamkeit, die noch keines meiner Pferde aus mir herauszulocken vermochte. Natürlich war ich nie grob beim Reiten, jedoch fehlte mir häufig jene Weichheit bei der Zügelführung, die das Reiten vom Sport zur Kunst werden lässt.

Mit Tabernero schien das alles so viel leichter zu sein. Ich galoppierte mit ihm und ließ ihn unter mir Passage gehen. Ich war völlig fasziniert. In diesem Moment wusste ich, wenn Jasmin ihn mir verkaufen würde, wäre er meiner. Dabei hatte ich zu diesem Zeitpunkt noch keine Ahnung, wie ich ein solch talentiertes und wunderschönes Pferd bezahlen sollte. Tatsächlich hatte Jasmin sich schweren Herzens dazu entschlossen, Tabernero abzugeben.

Das Pferd war so sensibel, dass es auf jegliche Stimmungsschwankung reagierte. Er brauchte sehr viel Zeit und sehr viel Ruhe. Ich vermutete, seine Kindheit, die er sechs Jahre lang in Spanien verbracht hatte, war nicht ganz glücklich gewesen. Er reagierte ähnlich wie traumatisierte Menschen und war wie diese in manchen Situationen sehr schwer zu „handeln". Wurde er durch irgendetwas angetriggert, konnte er sehr schnell in Panik verfallen und zu unberechenbaren Reaktionen neigen.

Jasmin hatte einmal gesagt: „Er befindet sich genau auf der Grenze zwischen Genie und Wahnsinn. Das muss man wissen und auch, wie man damit umgeht. Bei euch beiden scheint es zu passen. Er vertraut dir."

Und so kam es, dass ich dieses Pferd kaufte. Wir verstehen uns wunderbar. Er wird immer ruhiger. Er ist wirklich ein Schatz und scheint in der Therapie aufzublühen. Wenn er mit traumatisierten Menschen arbeitet, habe ich immer das Gefühl, es handele sich hier um Seelenverwandtschaft.

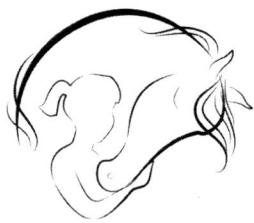

Hilfe aus dem Universum

So positiv die Entwicklung des Therapiehofs war, so anstrengend war diese Phase auch. Ich zog während der Renovierungsarbeiten mit meinen Pferden erst mal auf eine Weide. Büro und Stallungen waren noch lange nicht fertig. Da es Sommer war, plante ich, die Tiere bis zum Herbst draußen zu lassen und dort die Therapie anzubieten. Das Wetter machte mir einen gewaltigen Strich durch die Rechnung. Es regnete tagelang und meine Sommerweide stand unter Wasser. Die Pferde mussten also in den unfertigen Stall. Der Hof war komplett aufgerissen. Improvisation war angesagt. So gut es ging, versuchte ich meine Tiere unterzubringen und gleichzeitig meine Patienten zu betreuen. Die Bauarbeiter bemühten sich, ihre Arbeit zu machen, ohne mir allzu sehr in die Quere zu kommen. Die Geräuschkulisse war für meine Patienten, mich und meine Pferde eine Zumutung. Mehrfach musste ich den Tierarzt rufen, weil die Tiere plötzlich Koliken bekamen.

Nach ein paar Monaten war ich an meinem persönlichen Limit angelangt. Irgendetwas musste passieren! Aber was und vor allem wie? Ich wusste, dass es nur eine einzige Person in meinem Leben gab, die mir aus dieser Misere heraushelfen konnte. Diese eine Person war ich selbst! Also beschloss ich, von nun an mein gesamtes Denken zu ändern. Ich begann, Tagebuch über meine Wünsche und meine Erfolge zu führen. Wenn ich Misserfolge hatte, suchte ich so lange den guten Kern, bis ich ihn gefunden hatte. Ich machte mir Gedanken darüber, wie mein Leben zukünftig aussehen sollte. Was hatte ich für Träume, was für Ziele? Bei meinen Recherchen war ich schnell an einem Punkt, der mir

Klarheit verschaffte. Ich hatte mich viel zu sehr und, vor allem, zu lange treiben lassen. Hatte ich mir jemals klar gemacht, was ich in meinem Leben für eine Chance bekommen hatte? Hatte ich mich jemals aufrichtig beim Universum dafür bedankt? Nein, ich musste gestehen, dass ich im Gegenteil nur in Selbstmitleid über so viel Arbeit versunken war. Plötzlich spürte ich Scham in mir aufsteigen.

Es war gerade kurz vor Weihnachten, als ich im Radio einen Aufruf zur Spendenaktion für Familien hörte, die vor lauter Armut nichts zu essen hatten, geschweige denn Geld für irgendwelche Weihnachtsgeschenke. Ich war gerade mit meinem Auto unterwegs, um eine Patientin abzuholen. Im Radio sprach eine Frau, die Geld gespendet hatte, obwohl sie selbst nichts besaß. Sie berichtete darüber, wie sie vor einigen Jahren in solcher Geldnot war, dass sie ihren Kindern kein Taschengeld zahlen konnte. Die Kinder wurden deshalb in der Schule gehänselt, was ihr das Herz brach. Doch statt darüber verärgert zu sein, gaben sie ihren Eltern noch das Geld, das sie zum Geburtstag oder zu Weihnachten von Verwandten geschenkt bekommen hatten.

Als ich das hörte, füllten sich meine Augen mit Tränen. Ein beengendes Gefühl schnürte sich um meine Brust. Ich schämte mich fürchterlich. Ich hatte fünf traumhaft schöne Pferde, einen Resthof mit beheizbaren Tränken und allem, was dazu gehörte. Der Stall wurde als „Hilton"- oder „High Tech"-Stall bezeichnet. Ich hatte jeden Tag etwas zu essen. Wir bestellten nicht selten etwas, weil ich abends oft keine Energie mehr zum Kochen hatte. Und was tat ich? Statt glücklich und dankbar für mein Leben zu sein, verfiel ich in Jammerorgien und Selbstmitleid.

Das musste endlich ein Ende haben. Ich überdachte mein Leben. Ich wollte nicht wie so viele meiner Patienten in einer Klinik landen. Ich wollte das, was ich erreicht hatte, genießen und daran arbeiten, es zu behalten beziehungsweise meine Situation noch verbessern. Aber wie sollte ich das bewerkstelligen? Kosten und Arbeit rund um die Pferde wie Pflege, Ausmisten etc. neben meiner Tätigkeit als Abteilungsleiterin und Reittherapeutin wuchsen stetig.

Im Urlaub sah ich die Dinge dann rationaler. Ich hatte mich dazu hinreißen lassen, meine emotionale Seite in den Vordergrund zu stellen.

Bei positiven Gefühlen kann das sehr konstruktiv sein. Es ist bekannt, dass das Unterbewusstsein Emotionen, die es als wahr anerkennt, zur Erfüllung bringt. Demzufolge war es selbstverständlich, dass, wenn ich ständig über viel Arbeit und wenig Geld klagte, sich meine Gesamtsituation noch deutlich verschlechterte. Das war mir irgendwie klar, jedoch fühlte ich mich gefangen, auf diesem Hof, durch die Firma und in meinen negativen Stimmungen.

Ich musste aus diesem Teufelskreis raus, weg von den destruktiven Gedanken, zurück in eine Realität, die tatsächlich ein ganz großes Glück für mich war.

Nun kam ich an den Punkt, den ich bei meinen Patienten immer als liebstes Thema hatte - Grenzen setzen. Man konnte das so wunderbar mit Hilfe der Pferde vermitteln. Ich war gut darin, das an meine Patienten heranzutragen. Das Gleiche musste ich auch für mich selbst tun. Die erste Hürde, die es zu überwinden galt, fiel mir nicht gerade leicht. Ich musste mit meinen beiden Vorgesetzten ein Gespräch führen. Thema war, dass die Arbeit zu viel wurde, um sie noch so ganz nebenbei zu bewältigen.

Zudem wurden die finanziellen Ressourcen meinerseits immer knapper. Der Hauptpunkt allerdings bestand darin, dass ich mir unter diesen Umständen keine fünf Pferde leisten konnte, aber mit weniger „Pferdepersonal" war die ganze Reittherapie nicht zu bewältigen, da meine Tiere dann schnell mit ihren Energien am Ende wären. Das Ganze lief darauf hinaus, dass ich ohne finanzielle Unterstützung das Projekt nicht mehr weiterführen konnte. Einen Schlussstrich unter die jahrelange Arbeit zu setzen, wäre die einzige Möglichkeit und würde mir das Herz brechen.

Meine Arbeitszeiten im Stall und meine finanziellen Ausgaben listete ich genau auf. Zusammen mit vier verschiedenen Terminvorschlägen für ein Gespräch gab ich diese Liste an meine Vorgesetzten.

Zu Hause, in meinen eigenen vier Wänden, visualisierte ich mir vor meinem geistigen Auge den Ablauf des gelungenen Gespräches. Ich suggerierte mir ein paar Mal am Tag diese Vorstellung. Was und wie ich meine Wünsche und Gedanken ans Universum richte, so oder so ähnlich sendet das Universum die Lösung zurück.

Es war eine harte Verhandlung, der ich jedoch selbstbewusst gegenüber trat. Am Ende verblieben wir so, dass ich die Einstreu, die bei meinen Berechnungen den Großteil der Kosten ausmachte, bezahlt bekommen würde. Außerdem sollte ich zwei bis drei Teilnehmer der Tagesstätte zur Unterstützung bei der Stallarbeit in Form eines Arbeitsprojektes bekommen. Das ganze Gespräch erwies sich als sehr konstruktiv. Ich bin mir sicher, dass ich diese Hilfe vom Universum erhalten habe. Diesmal habe ich mich dann auch endlich bedankt - bedankt für den tollen Hof, bedankt für meine wunderbaren Pferde und bedankt für die vielen Patienten, durch die ich meine Arbeit erst so effektiv und kreativ gestalten und ihnen dadurch helfen konnte.

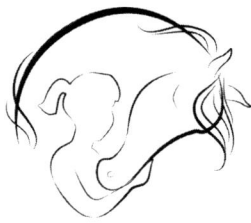

Mein erstes telepathisches Erlebnis mit einem Pferd

„Wenn ein Mensch und ein Tier sich in gegenseitigem Verstehen begegnen, treten die Würde und die Individualität beider zutage. Angst und Aggressionen weichen Harmonie, Würde und gegenseitigem Respekt. Selbst skeptische Menschen können einen Unterschied beobachten, nachdem ein echter telepathischer Austausch stattgefunden hat, bei dem Kontakt zwischen Menschen und anderen Gattungen hergestellt wurde." Ich zitiere zu Beginn dieses Kapitels Penelope Smith aus ihrem Buch *„Gespräche mit Tieren"*, denn genau das war mir passiert.

Es geschah im Jahr 2006. Ich flog zu einer Fortbildung nach München, die die Schule für psychotherapeutisches Reiten veranstaltete. Das Thema lautete: „Traumatisierte Pferde, traumatisierte Menschen." Da ich hauptsächlich mit traumatisierten Menschen zu tun hatte, versprach dieser Kursus, ein geeigneter Austausch für meine Arbeit zu werden. Das Seminar setzte sich aus Theorie und praktischen Anteilen in Form von Selbsterfahrung zusammen.

Die teilnehmenden Pferde waren langjährige erfahrene Therapiepferde. Ein schneeweißer Schimmel, ich weiß seinen Namen nicht mehr, hatte es mir besonders angetan. Sein majestätisches Aussehen versprach Weisheit und Güte.

Bei einer der Selbsterfahrungsübungen sollten wir die Pferde longieren. Das bedeutet, dass der Pferdeführer in der Mitte steht und das Pferd an einer langen Leine, der Longe, um sich herumgehen oder laufen lässt. Ich durfte mit dem großen Schimmel arbeiten. Es war für mich eine andere Art des Longierens, als ich es mit meinen Tieren gewohnt war. Die Münchner Pferde waren nach den Richtlinien der Deutschen Reiterlichen Vereinigung (FN), dem Bundesverband für Pferdesport und Pferdezucht trainiert. Das bedeutet, Pferd, Peitsche und Longe bilden ein Dreieck. Ich war deswegen ein wenig verunsichert. Ich stand in der Mitte des Zirkels und gab ganz leise, ja eher flüsternd, meine Anweisungen.

Ich hoffte, der Schimmel würde ein wenig Verständnis für meine Situation haben und mich nicht vor den Dozenten sowie den anderen Teilnehmern komplett blamieren. Da das Pferd vor kurzem eine Verletzung am Vorderbein hatte, durfte ich ihn nur im Schritt bewegen. Ich tastete mich immer weiter vor, gab abwechselnd die Kommandos „Schritt" oder „Halt." Wenn ich „Schritt" sagte, setzte sich das große Tier trotz seiner Masse elegant in Bewegung. Flüsterte ich lang gezogen das Wort „Halt", so stoppte es augenblicklich. Ich war total fasziniert von dieser Art der Kommunikation. Ich hatte das Gefühl, wir verstanden uns ohne Worte, denn ich war mir wirklich nicht sicher, ob ich tatsächlich laut genug sprach, dass es mich wirklich hören konnte.

Sehr zufrieden ging ich an den zweiten Teil der Übung. Eine Teilnehmerin aus der Gruppe sollte sich auf das Pferd setzen, während ich es weiter an der Longe bewegte. Alles fing genauso gut wie beim ersten Teil ohne Reiter an. Doch mit einem Mal war es, so schien es mir zumindest, mit der intensiven Verbindung vorbei. Der Schimmel reagierte nicht mehr auf mich. Unbehagen machte sich in meinem Körper breit. Was war das? Warum reagierte er nicht mehr? Tausend Fragen gleichzeitig in meinem Kopf.

„Halt", sagte ich. Er ging weiter. „Halt" - immer noch keine Reaktion. Das große intelligente Tier ging einfach weiter und ignorierte mich komplett. Noch einmal „Halt", jetzt wurde meine Stimme schon energischer. Obwohl ich intuitiv wusste, dass das überhaupt keine Rolle spielte. „Na, hast du es dir anders überlegt? Willst du mich jetzt doch vorführen?", dachte ich. Ich spürte eine Unzufriedenheit in mir aufkommen, die im Umgang mit Pferden nicht von Vorteil ist. Ich war traurig beziehungsweise enttäuscht von dem Pferd und von mir.

Doch da, was war das plötzlich für ein Gedanke? „Hallo, vielleicht guckst du mal nach oben? Ich kann jetzt nicht anhalten." Es war nur der

Bruchteil einer Sekunde, in dem ich daran zweifelte, dass dieser Gedanke nicht von mir kam. Aber wenn er nicht von mir kam, von wem stammte er dann? Schnell wandte sich mein Blick, der zuvor noch auf den Pferdebeinen verharrt hatte, nach oben zur Reiterin. Erst jetzt bemerkte ich, dass sie bitterlich weinte, lautlos und sehr verletzlich.

Ganz intuitiv antwortete ich in Gedanken: „Was soll ich denn tun?"

Und wieder kam ein Gedanke, der niemals der meine sein konnte. „Lass mich nur machen. Ich kümmere mich um sie."

Bis zu diesem Zeitpunkt hatte ich das eine oder andere Buch über Kommunikation mit Tieren gelesen. Die Autoren gehen hier davon aus, dass Bilder, Gefühle oder auch ganze Sätze von Tieren an ihren Menschen und umgekehrt mittels telepathischer Kräfte übertragen werden.

Obwohl ich den Gedanken immer faszinierend fand, sogar mal ein Seminar darüber besucht hatte, habe ich für mich beschlossen, dass dies sicher im Bereich des Möglichen liegt, aber ganz bestimmt nicht zu meinen Fähigkeiten zählt.

Und nun das! Ein Therapiepferd, das alt und erfahren ist, hatte mit mir gesprochen. Oder besser gesagt, hatte mir einen Gedanken übertragen, der mich dazu aufforderte, auf meine Klientin zu achten. Das war nämlich genau das, was hier wichtig war. Ertappt fühlte ich mich in meiner Selbstgefälligkeit. Ich war nur damit beschäftigt gewesen, mein Ego damit zu streicheln, indem ich hier eine gelungene Vorstellung ablieferte. Ja, und genau da hat mich der erfahrene ältere Herr dann abgeholt. Von da an ließ ich meinen Co-Therapeuten seine Arbeit allein machen. Ich war von meinem Sockel gestoßen worden. Ich war nicht sauer oder verletzt, nur ehrfürchtig. Ich hatte so viel Respekt vor dieser schneeweißen Eminenz, dass ich mich nicht würdig fand, ihm in seine Therapie zu pfuschen.

Nachdem die Selbsterfahrungsstunde beendet war, trafen sich alle im Seminarraum. Die Teilnehmer berichteten über ihre Erfahrungen mit den Pferden und den übrigen Studenten. Als ich an der Reihe war, hatte ich zuerst ein wenig Scheu. Ich kannte meine vorherige, skeptische Einstellung der Tierkommunikation gegenüber, die ich mit einer Menge anderer Leute geteilt hatte. Und nun sollte ich hier von meinem Gespräch oder Gedankenaustausch mit dem Pferd berichten? Vielleicht würden die anderen denken, ich halluziniere oder ich wolle mich nur wichtigmachen? Ich holte also tief Luft und erzählte ohne Umschweife, was ich mit dem Pferd erlebt hatte. Ich berichtete von der lautlosen Kommunikation, den perfekt ausgeführten Kommandos, den plötzlichen „Widersetzlichkeiten" und schließlich der weinenden Andrea oben auf dem Pferd. Niemand lachte, niemand machte auch nur eine abfällige Bemerkung.

Dann sprach Andrea: „Du wirst es nicht glauben, aber genau das habe ich auch gespürt. Als ich anfing zu weinen, empfing ich einen Gedanken, der nur vom Pferd kommen konnte. Er sagte: Keine Angst, ich trage dich weiter. Lass es einfach raus, ich kümmere mich um dich."

Auf meiner Haut stellten sich die Härchen auf. Ein kalter Schauer lief mir über den Rücken. Tränen füllten meine Augen, so sehr war ich gerührt. Ich konnte mit einem Pferd telepathisch kommunizieren!

Schließen möchte ich wieder mit einem Zitat aus Penelope Smiths *Gespräche mit Tieren*: „Tiere können Emotionen, Bilder, Eindrücke, Gedanken, Absichten, Botschaften, Gefühle oder Energien auf unterschiedliche Weise kundtun. Telepathie ist eine geistige oder spirituelle Gabe, die nicht durch Körperorgane limitiert ist. Wenn wir Tieren gegenüber ehrlich sind, mit unseren Gedanken und Gefühlen, dann sind die meisten Tiere auch ehrlich. Die Entwicklung telepathischer Fähigkeiten ist nicht ein Wachstum neuer Kräfte durch geistige Übungen, sondern vielmehr das sich Öffnen der Liebe."

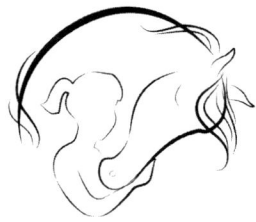

Bedeutungsräume bei Menschen und Pferden

Bedeutungsräume sind Zonen, in denen wir Menschen und Tiere uns tagtäglich bewegen. Es gibt verschiedene Zonen, die wir ganz unterschiedlich wahrnehmen. So haben wir zum Beispiel alle einen persönlichen Raum. Dieser ist von Mensch zu Mensch beziehungsweise von Pferd zu Pferd verschieden – der sogenannte Individualraum oder auch persönliche Raum.

Wenn man Pferde auf der Weide beobachtet, kann man sehen, dass jedes einzelne seinen persönlichen Raum hat. Es gibt Pferde, die bei dem ranghöheren Tier den Abstand von hundert Metern einhalten müssen, um nicht in die Flucht geschlagen zu werden. Dann gibt es Tiere, die annähernd auf dem gleichen Rang sind und wesentlich dichter an dasselbe Tier herangehen dürfen.

Bei uns Menschen ist das genauso. Beobachtet man Menschen in einem überfüllten Fahrstuhl, sieht man, wie einige den Fahrstuhl verlassen beziehungsweise nicht betreten, weil sie ihren persönlichen Raum gefährdet sehen.

Unser intimer Raum ist noch expliziter. Wir lassen nur Menschen, denen wir absolut vertrauen, hinein. Der intime Raum beginnt bei manchen direkt auf der Hautoberfläche, bei anderen einen halben Meter davor oder noch weiter weg. Nur der Lebenspartner oder das neugeborene Baby dürfen diesen intimen Raum betreten.

Bei Pferden können wir beobachten, dass nur sehr gut befreundete Tiere oder Fohlen bei der Mutter den intimen Raum betreten dürfen. Diese Tiere sind so sensibel, dass ein rangniederes Tier niemals in die

Versuchung kommen würde, den intimen Raum eines ranghöheren zu betreten.

Weiter gibt es den öffentlichen Raum. Dieser ist der Raum, in dem sich die ganze Person in der Öffentlichkeit bewegt, inmitten einer Menschenmenge, beim Einkaufen und so weiter. Ein Pferd ist in der Herde integriert. Ein frei lebender Hengst, der sich eine neue Herde sucht, befindet sich in diesem Moment in einem öffentlichen Raum. Er betritt schutzloses Terrain. Ein traumatisierter Mensch, der Angst vor sozialen Kontakten hat, fühlt ähnliche Schutzlosigkeit in einem öffentlichen Raum.

Zu guter Letzt ist noch der innere Kern zu erwähnen. Dieser ist der wichtigste der Bedeutungsräume. Dieser Kern gilt als unzerstörbar und steht direkt mit unserem Unterbewusstsein in Verbindung. Er ist der Motor aller Lebewesen. Jeder Mensch und jedes Pferd besitzt diesen inneren Kern. Wenn ein Mensch oder ein Pferd starke seelische und körperliche Misshandlungen erleben mussten, so ist es ihm vielleicht nicht bewusst, diesen Kern in sich zu haben. Meine Aufgabe als Therapeutin ist es, diesen Kern zu finden und zu stärken.

Die Bedeutungsräume sind von enormer Wichtigkeit, um meine Klienten bei der Heilung zu unterstützen. Traumatisierte Menschen kennen weder ihre eigenen Grenzen noch die anderer Menschen und Pferde. Mit Hilfe der Pferde können diese Menschen lernen, wo ihre eigenen Grenzen und die der Pferde liegen.

Mit Hilfe des Pferdes den persönlichen Raum entdecken

Sexuell missbrauchte oder misshandelte Menschen haben in ihrem Leben nie wirklich gelernt, ihre eigenen Grenzen wahrzunehmen. Viele haben jedoch in ihrem tiefsten Inneren ihren unzerstörbaren Kern entdeckt. Diesen Kern haben sie oft so sehr zu schützen versucht, dass sie vergessen haben, ihren persönlichen Raum zu verteidigen. Von ihrer Umwelt wurden dessen Grenzen deshalb ständig überschritten. Dadurch kann der seelisch verletzte Mensch eigene und fremde Grenzen weder sehen noch schützen.

Um meinen Patienten ein Gefühl ihrer eigenen persönlichen Räume zu vermitteln, lasse ich sie gemeinsam mit mir und dem Pferd auf eine Art Entdeckungsreise gehen. Das Fallbeispiel meiner Patientin Beate verdeutlicht dieses Konzept.

Beate wurde im Alter von drei Jahren das Opfer sexueller Übergriffe. Die patente Frau mittleren Alters machte einen sehr gepflegten Eindruck, was mir verriet, dass sie entweder auf einem guten Weg war, sich selbst zu respektieren, oder sich eine stabile Fassade aufbaut hatte, um dahinter einfach nur zu funktionieren. Es stellte sich heraus, dass beides der Fall war. Beate hatte schon mehrere Therapien hinter sich und somit ein gutes Stück an sich gearbeitet.

Ihre Ehe, die für sie eine Belastung darstellte, weil ihr Mann sie mit seinen sexuellen Wünschen unter Druck setzte, hatte sie zu ihrem eigenen Schutz beendet. Dennoch hatte sie es geschafft, nach der Trennung ein freundschaftliches Verhältnis zu ihrem Mann aufzubauen. Sie hatte einen Beruf im Handwerk erlernt und ihr Leben ganz gut gemeistert. Dessen ungeachtet hatte sie Schwierigkeiten, Menschen auf Distanz zu halten.

Sie berichtete mir von einer Kollegin, die sie als sehr distanzlos erlebte. Diese Kollegin fasste ihr während des Gespräches wiederholt auf die Schulter. Obwohl Beate ihr öfters gesagt hatte, dass ihr diese Geste missfiel, tat die Kollegin es immer wieder. Beate hatte versucht, ihr die Situation freundlich zu erklären. „Ich mag es einfach nicht, wenn ich angefasst werde. Das ist nun mal so und hat nichts mit dir persönlich zu tun. Bitte mach das nicht mehr ..."

„Beate, niemand hat das Recht, Sie ungefragt anzufassen. Auch wenn Sie denken, es ist ja nur meine Schulter. Das ist Ihr intimer Raum!" Und dann begann ich, ihr die verschiedenen Bedeutungsräume zu erklären.

Beate hatte sich schon bei unserem Vorgespräch in den fast schneeweißen Tabernero verliebt. Nun durfte sie gemeinsam mit ihm ihren persönlichen Raum entdecken. Beim Putzen des edlen Tieres war Beates Aufregung deutlich zu spüren. Ich hätte keinen Unterschied an meiner Patientin erkannt, wäre das Pferd nicht unruhig hin und her getänzelt.

„Okay Beate, ich sehe schon. Ihre Aufregung scheint sehr groß zu sein."

„Ja, ich weiß auch nicht. Ich bin auf einmal ganz unruhig. Ich stand noch nie so dicht an einem Pferd, und erst recht nicht an so einem wunderschönen." Sie lächelte verlegen.

„Lassen Sie uns mit Tabernero in die Halle gehen." Ich nahm den Strick und führte das aufgeregte Tier in die Halle. Beate folgte mir interessiert.

„Ist es in Ordnung für Sie, wenn ich den Strick löse und ihn frei laufen lasse?" Ich sah Beate an, um zu erfahren, ob ihr meine Frage Angst einflößte oder ob sie ein freilaufendes Pferd aushalten würde. Ich kannte Taberneros Präsenz, wenn er in schwebenden Trabschritten durch die Halle lief. Er sah sehr männlich aus. Ich wollte sicher gehen, dass Beate diese Art von Männlichkeit aushalten würde. Aber meine Bedenken schienen umsonst zu sein.

Beate antwortete rasch und erwartungsvoll: „Ja natürlich, lassen Sie ihn ruhig laufen."

Kaum hatte ich den Strick vom Halfter gelöst, schoss Tabernero mit fliegenden Schritten, schnaubend wie ein wilder Hengst, durch die kleine Reithalle.

„Mann, sieht der toll aus", stieß Beate bewundernd hervor.

„Ja", antwortete ich. „Er sieht wie ein Einhorn aus."

Dann forderte ich meine Patientin auf, sich einen Platz in der Halle zu suchen, an dem sie sich sicher fühlen würde. Beate stellte sich in die

Mitte. „Hier ist es in Ordnung. Hier kann ich nach allen Seiten ausweichen."

„Das ist toll! Das zeigt mir, dass Sie schon viel an sich gearbeitet haben. Einige meiner Patienten, die noch nicht so weit sind wie Sie, suchen sich einen Platz in der Ecke oder an der Wand. Erst später merken sie dann, dass sie sich selbst den Freiraum, wegzulaufen, genommen haben. Ich komme jetzt auf Sie zu. Wenn ich in Ihren persönlichen Bereich komme, bitte ich Sie „Stopp" zu sagen." Ich ging ein paar Schritte in Beates Richtung.

Ungefähr drei Meter vor ihr sagte sie: „Stopp!" Das Wort kam wie aus der Pistole geschossen aus ihrem Mund.

„So, dann ziehen Sie mal einen Kreis in genau diesem Abstand um sich herum. Diesen Kreis können Sie auch mit ein paar Pylonen sichtbar machen."

Beate gab sich Mühe, mit dem Fuß einen großen Kreis in den Sand zu ziehen. Dann holte sie die orangefarbenen Kegel und stellte sie auf die Umrisslinie.

„Jetzt können Sie Tabernero durch die Halle bewegen und darauf achten, dass er nicht in Ihren persönlichen Kreis hineinläuft. Sollte er diese Richtung einschlagen, verteidigen Sie Ihren Bereich."

Beate ging mit der blauen, circa zwei Meter langen Longierpeitsche auf das Pferd zu. Sofort setzte das Tier sich in Bewegung. Schwierig war es, den Wallach in die richtige Richtung zu dirigieren. Beate gelang das recht gut. Sie achtete darauf, dass Tabernero nicht in ihren persönlichen Raum lief und ihre Signale beachtete.

„Na, das klappt doch super", freute ich mich. „Jetzt können Sie die Peitsche auf den Boden legen. Wenn er stehen bleibt, dürfen Sie zu ihm hingehen und ihn zu sich in Ihren persönlichen Raum einladen."

Beate legte ihr Hilfsmittel ab und ging langsam auf das Tier, das gleich stehen geblieben war, zu. Sie streichelte dem weißen Wallach über die sanfte Nase. Ich konnte ihre tiefe Verbundenheit bis an das Hallentor, an dem ich stand, nachspüren. Der Rest geschah ohne Worte. Nachdem meine Patientin das Pferd eingehend gestreichelt hatte, ging sie langsam vor ihm her, die Hand zu einer einladenden Geste ausgestreckt. Sie führte ihn in ihren persönlichen Raum. Tabernero folgte seiner Führerin mit solch einem Selbstverständnis, dass ich eine Gänsehaut beim Erleben dieser innigen Zweisamkeit bekam. Dieses Pferd, das noch vor vier Wochen solche Angst vor Menschen hatte, folgte jetzt dieser Frau mit ihrer verletzten Seele - als seien sie miteinander verschmolzen.

Auf einmal änderte sich das Bild. Beate hatte ihre würdevolle Aufrichtung für einen Moment unterbrochen und sackte mit den Schultern zusammen. Taberneros Kopf, der sich zuvor genau auf Höhe ihrer Schulter befand, überholte nun ein ganzes Stück die Führungsperson und versuchte, die Frau in eine bestimmte Richtung zu dirigieren.

Bevor ich Beate darauf hinweisen konnte, sagte diese zu mir: „Jetzt habe ich aber das Gefühl, dass er mich dirigiert. Er versucht mich in die Richtung zu lenken, in die er gehen möchte."

Von so viel Selbstreflektion war ich völlig begeistert. Das hatte ich noch bei keinem anderen Patienten erlebt. Die meisten Frauen nahmen es nicht wahr, wenn die Führung vom Pferd übernommen und so ihr persönlicher Raum übertreten beziehungsweise verletzt wird. Im Alltag passiert dies natürlich auch.

„Ja, Sie haben vollkommen Recht und das wirklich sehr schnell erkannt. Sie gehen nicht mehr ganz so aufrecht wie zuvor. Richten Sie sich noch einmal auf. Stellen Sie sich vor, an Ihrem Kopf ist ein goldener Faden befestigt, der Sie nach oben zieht. Seien Sie stolz darauf, dass Sie mit einem solch wundervollen Pferd hier entlang gehen können."

Sofort richtete sich Beate wieder auf. Schultern und Rücken bekamen eine angenehme Körperspannung, ohne dabei verkrampft zu wirken. Im selben Moment nahm das sensible Tier dieses Zeichen wahr und blieb genau zehn Zentimeter mit dem Kopf hinter der Schulter der Patientin.

„Unglaublich! Wir können das gleich noch einmal machen", rief ich Beate zu. „Sacken Sie noch mal ein wenig zusammen."

Tabernero reagierte wie auf Knopfdruck. Sofort schob er sich vorsichtig an Beate vorbei und versuchte, sie mit Hilfe seines Kopfes sanft in eine bestimmte Richtung zu führen. Dabei meinte er das nicht böse, ganz im Gegenteil. Eine unsichere Körperhaltung verrät Inkompetenz. Da Pferde Fluchttiere sind, benötigen sie für ihre Sicherheit einen vertrauenserweckenden Führer. Haben sie diesen nicht, übernehmen sie die Führung, um sich selbst, aber auch den anderen zu schützen. Das, was Tabernero tat, war nichts anderes als die Aussage: „Wenn du Angst hast, lass mich mal lieber vorgehen."

Beate übte diese Körperhaltung noch ein paar Mal. Das Pferd reagierte auf die Sekunde genau. Somit hatte Beate gelernt, dass, wenn ihre Kollegin sie berührt und sie das nicht möchte, es ganz wichtig ist, sich aufzurichten. Bei Beate hat das dann auch funktioniert. Außerdem war Beate bewusst geworden, dass sie sich in einer aufgerichteten Position wesentlich besser fühlt. In ihrem privaten und beruflichen Umfeld konnte Beate durch ihre veränderte Körpersprache ihre Grenzen wesentlich besser demonstrieren, sodass diese auch von ihrem Gegenüber wahrgenommen wurden. Ihre Kollegin respektierte fortan Beates persönlichen Bereich.

Auf der Suche nach dem inneren Kern

Im Oktober 2010 begann ich meine Zusatzausbildung in kreativer Traumatherapie, in welcher unter anderem die Bedeutungsräume in Form von Selbsterfahrungsübungen behandelt wurden. Vor allem die Suche nach dem inneren Kern, in diesem Falle meinem, möchte ich hier herausarbeiten, da dies ein zentrales Element meiner Arbeit mit Patienten und Pferden darstellt. Besonders meine vierbeinigen Co-Therapeuten assistieren unseren Klienten bei dieser Aufgabe.

Unsere Gruppenleiterin Eva erklärte, die Vorstellungsrunde beginne tänzerisch. Schon erklangen afrikanische Trommeln, als sie uns aufforderte, uns nach der Musik zu bewegen. Nach anfänglicher Scheu begannen wir, zwölf Frauen, uns durch den Raum zu bewegen. Ich spürte, wie die Frauen in eine Art Meditation verfielen. In diesem Moment beschloss ich, mich mehr um mich selbst als um die Anwesenden zu kümmern und begann, auch meinen Körper vorsichtig mitschwingen zu lassen. Immer mehr konnte ich mich auf meine eigenen Bewegungen konzentrieren. Ich tanzte und vergaß dabei jegliche Scham. Es fühlte sich so gut an, so frei, so entspannend. Ich fühlte meine Arme deutlicher denn je, meine Knie, meine Hüften, alles im Einklang mit der Musik.

Eva forderte uns auf, uns gegenseitig anzuschauen, durch ein Lächeln oder eine Nickbewegung zu begrüßen. Das taten wir. Ich fühlte mich angekommen und angenommen. Es war ein ergreifendes Gefühl inmitten dieser Frauen, die eben noch fremd und nun vertraut waren, zu tanzen. Es erinnerte mich an eine Art Ekstase.

Die gesamten drei Tage wurden für mich eine Reise ins Innere, in die Tiefen meiner Seele, zu meinem inneren Kern. Ich betrachtete alte, längst vergessene Wunden mit meinen inneren Augen. Verschüttete Ressourcen wurden aktiviert und wiederbelebt. Eva forderte uns in einer Meditation auf, uns unsere inneren Räume anzuschauen und bewusst zu machen. Den inneren Kern sollte jeder für sich in einem Körperteil erkennen und wahrnehmen.

Mein innerer Kern saß und sitzt in meinem Solarplexus. Als ich darüber meditierte, fand ich ihn sehr klein. Er war orange, was ich mit sehr viel Energie verband. In der orangefarbenen Kugel saß ein kleines Baby, mein inneres Kind.

Dann wurde wieder getanzt. Eva forderte uns auf, eine Bewegung zu machen, die zu unserem inneren Kern passte.

Ich hatte das Bedürfnis, mit der linken Hand meinen Solarplexus zu schützen. Mit der rechten Hand jedoch machte ich eine ausladende Handbewegung. Wir tanzten und waren mit uns selbst beschäftigt. Ich war ganz allein, mit mir und meinem inneren Kind. Meine Hände begannen sich zu streiten. Links wollte beschützen, rechts wollte vergrößern und Freiheit geben. Ich spürte, dass ich in einen inneren Dialog mit meiner Seele trat. Es fiel mir schwer, meine Hände zu kontrollieren.

Ich hatte das Gefühl, mein Körper entscheidet eigenhändig. Irgendwann gelang es mir dann doch, meiner rechten Hand mehr Dominanz einzuräumen und den inneren Kern zu vergrößern. Somit schaffte ich mehr Raum für das zusammengekauerte Kind. Ich tanzte und befreite mit meiner Handbewegung das Baby aus dem Kern. Ich tanzte, als wäre es das letzte Mal in meinem Leben. Ich dachte dabei an meine Pferde und stellte mir vor, mit ihnen gemeinsam zu tanzen. Ich verschmolz in Gedanken mit ihnen zu einer Einheit. Ich war vollkommen mit mir im Einklang, als Eva uns aufforderte, unseren inneren Kern zu malen.

Ich nahm mir ein DIN-A3-Blatt und begann, mit einem großen Pinsel meinen inneren Kern auf dem Papier darzustellen. Anstelle des kleinen Kindes malte ich in den kreisförmigen Kern in kräftigem Orange ein paar grüne Augen, eine Nase und einen Mund. Mir fiel sofort auf, dass es ein fröhliches oder - wie eine andere Teilnehmerin interpretierte - ein neugieriges Gesicht war.

Auf jeden Fall war es kein trauriges Gesicht. Ich spürte Stolz und Glück in mir. Die kräftigen Farben inspirierten mich und ich verfiel in eine Art Trance. Ich malte, ohne groß darüber nachzudenken. Ich ließ mein Inneres nach außen. Ich war bestrebt, den inneren Kern zu vergrößern, und so malte ich mit den Farben Gelb und Rot, bis das gesamte Blatt Papier zu einem schillernden kräftigen Orange wurde.

Als alle Teilnehmer fertig waren, sprachen wir kurz über unsere Empfindungen. Ich hatte das Bedürfnis verspürt, diesen inneren Kern zu vergrößern. Er sollte endlos sein. Doch als wir von Eva die Bedeutungsräume noch einmal erläutert bekamen, wurde mir etwas an meinem Bild und in meinem Leben bewusst. Eva erklärte uns, dass Menschen, die schon einmal verletzt wurden, in welcher Form auch immer, dazu neigen, ihren inneren Kern so sehr zu beschützen, dass sie nicht bemerken, wie ihr persönlicher Raum permanent eingerannt wird. Genau diese Tatsache hatte ich oft bei meinen Patienten, und das erlebte ich hier „live", am eigenen Leib.

Nach dieser theoretischen Einheit forderte Eva uns auf, unsere Bilder noch einmal zu überarbeiten. Plötzlich wurde mir klar, dass ich auch hier keine Grenze hatte. Ich konnte zwar Energie nach außen schicken, aber es konnten auch fremde Energien in meinen Kern. Also beschloss ich, eine dünne Wand um meinen Mittelpunkt zu malen. Dieser bekam einen Ausgang mit einem Schlüssel.

Ich malte zu der Hand, die ich zuvor gemalt hatte, noch eine dazu, die aussah, als sei sie von einem Geist. Hinter den Kern malte ich einen Baum, der das Leben und das Wachstum darstellen sollte. Und plötzlich begann mein Bild zu leben. Ich malte noch Tränen in das Gesicht, denn ich wollte dies als Zeichen, dass Weinen auch zum Leben dazugehört.

Als wir mit unseren Bildern fertig waren, war etwas mit mir geschehen. Dieses Bild strahlte eine unheimlich mächtige Energie aus.

Am nächsten Morgen, nach der gewohnten Tanzeinheit, sollten wir über unseren Bildern meditieren und schauen, was das Bild bei uns auslöst. Die Perspektive sollte gewechselt werden. Von nah oder fern, von oben oder unten, seitlich und sogar wie es auf uns wirkte, wenn wir uns darunter legten oder die Augen schlossen. Wenn ich dicht bei meinem orangefarbenen Bild saß, spürte ich ein Kribbeln in meinem Körper. So etwas erlebte ich zum ersten Mal.

Ich sah auf das Bild und hatte das Gefühl, dass durch diese Türöffnung in meinem Kern das Universum oder das, was es auch immer enthielt, in mein Innerstes gezogen wurde. Dieses Bild erwachte zum Leben. Ich sah den Baum und sah die Weiten der Welt vor mir. Ich sah mein Leben und spürte intuitiv, dass ich mich selbstständig machen musste, um endlich die Freiheit zu spüren, die mir zustand. Ich hatte das Gefühl, dass das Universum mir seine Hilfe in Form dieses Bildes anbot. Die Energien wurden stärker. Angst blubberte in mir hoch. Der Energieausstoß meines Bildes war sehr gewaltig. Während einer Übung mit Elvira und Angelique, zwei Teilnehmerinnen, fragte mich Angelique: „Was macht dein Unterleib?"

„Keine Ahnung", antworte ich, „ich spüre nichts."

„Genau!", sagte sie. „Ich spüre auch nichts!" Sie sah Elvira an. „Wie ist es bei dir?"

„Nichts", kam es von Elvira, „wie tot!"

Ich erschrak. Meine Energie löste eine so heftige Gegenübertragung aus, dass die anderen beiden Frauen sie spüren konnten. Es war gigantisch, ein Energiestrom überflutete mich.

„Ja, ich spüre es auch", hörte ich Angelique sagen. „Da tut sich was. Da ist was aus dem Universum auf dem Weg zu dir." Während sie sprach, wurde das Gefühl immer stärker. Mein Körper kribbelte so stark, als sei er elektrisch aufgeladen. Ich hatte das Gefühl, jede einzelne Zelle in meinem Körper bewegte sich. Ich konnte es fühlen!

„Jetzt kribbeln auch meine Beine", hörte ich mich sagen.

„Ja, meine auch", erwiderte Angelique. „Lass es durch! Lass alles fließen! Es ist alles gut."

„Jetzt spüre ich es auch", kam der Zwischenruf von Elvira.

Plötzlich musste ich weinen. Ich schluchzte laut.

Angelique nahm meine Hand. Elvira rutschte mit ihrem Stuhl dichter an mich heran, um mir zu demonstrieren, dass sie bei mir war.

„Ich weiß nicht, warum ich jetzt weine. Ich bin gar nicht traurig." Instinktiv spürte ich, dass es dieser Energiefluss sein musste, der mir die Tränen in die Augen trieb. Es war eine so ergreifende Erfahrung, die ich da erlebte, dass ich wieder eine Gänsehaut bekomme, wenn ich das hier niederschreibe.

Aber das Universum hat mir eine Botschaft gesandt: Mach dich frei! Mach dich selbstständig!

Auf diese Weise löste sich auch meine seelische und psychische Blockade, die durch die ständige „Unterwerfung" in meinem Unternehmen entstanden ist. Sie war weg. Mein Weg war frei, wobei mein innerer Kern sicher in mir ruhte.

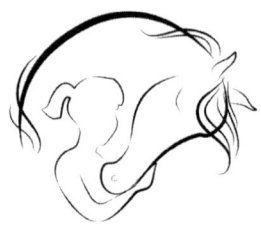

Wie Pferde Blockaden lösen

Genauso, wie in dieser Fortbildung Energie die Blockade in meinem Körper löste, so sind auch Pferde in der Lage, Blockaden aufzuheben. Bei Kindern mit Sprachstörungen kann die dreidimensionale Bewegung und das sanfte Wiegen der Tiere die Barriere, die das Kind am Sprechen hindert, beseitigen.

Traumatisierte Menschen ohne Zugang zu ihren eigenen Gefühlen können diesen mit Hilfe eines Pferdes wiederfinden. Zu Beginn der Einheiten reagiert das Pferd auf die versteckten Gefühle. Handelt es sich hierbei um Aggressionen, was sehr häufig der Fall ist, kann das Pferd die Ohren anlegen oder auch mal das Hinterbein drohend heben. Hat der Mensch, ohne es zu spüren, große Angst, tänzelt das Pferd sehr unruhig umher.

Wenn der Mensch später seine Gefühle wahrnimmt, ist das Pferd ganz entspannt und der Patient kann sich dem Tier nähern. Wenn das geschieht, so beginnen die Patienten - meist sind es Frauen - zu weinen, weil sich die Blockade gelöst hat beziehungsweise verborgene Gefühle und Erinnerungen wieder ins Gedächtnis gerufen wurden. Im weiteren Gespräch bearbeiten wir dann das Wiedererlebte.

Es ist mir sehr wichtig, noch mal darauf hinzuweisen, dass ich solche Erinnerungen nicht forciere. Ganz im Gegenteil, ich weise den Patienten immer darauf hin, für seine eigene Sicherheit zu sorgen, das heißt, der Patient lernt gleich zu Beginn, Verantwortung für sich zu übernehmen. Er bestimmt selbst, wie weit er im Gespräch gehen will und worüber er sprechen kann und möchte. An folgendem Beispiel werde ich meine Arbeitsweise erläutern.

Die psychiatrische Praxis machte einen riesigen Wirbel um Lisa. Sie wurde in unserer Abteilung als absolut suizidgefährdeter Notfall angekündigt. Also rief ich die junge Frau gleich an, um mit ihr einen Termin zu vereinbaren. Ich sagte ihr, dass ich am selben Tag bei ihr vorbeischauen wolle.

Ihre Antwort: „Das schaffe ich heute nicht mehr, ich muss zur Spätschicht. Ich bin noch in der Probezeit und habe Angst, meinen Job zu verlieren.“

Ich muss sagen, dass ich über diese Äußerung sehr erstaunt, ja sogar ein wenig verärgert war. Meiner Meinung nach passt es nicht zusammen, dass jemand, der in Betracht zieht, seinem Leben ein Ende zu setzen, gleichzeitig Angst hat, seinen Job zu verlieren. Also hatte hier irgendjemand wohl mächtig übertrieben, entweder die Praxis oder vielleicht sogar die Patientin selbst. Wir vereinbarten einen Termin für den nächsten Tag.

Lisa war eine junge Frau mit dunkelrotem Haar, das sie locker zu einem Zopf gebunden hatte. Ein paar Stirnlocken kringelten sich um ihr schmales, mit Sommersprossen besprenkeltes, sanftes Gesicht. Ihre blasse, fast schon durchsichtig erscheinende Haut wirkte sehr zart und verlieh ihr etwas Zerbrechliches. Auf ihrer Nase saß eine moderne Brille mit apfelgrüner Fassung, die ihren intellektuellen Ausdruck und die Wirkung ihrer grau-grünen Augen noch verstärkte.

Sie trug ein orangenes, weites, bis zum Ende des Brustbeins geknöpftes Hemd. Als sie mir die Tür öffnete, streckte sie mir schüchtern ihre Hand entgegen. Ihr schlaffer, fast unangenehm weicher Händedruck verriet die große Unsicherheit dieser Frau. Ihr Nachname verriet eine südeuropäische Abstammung, die jedoch weder an ihrer Sprache noch an ihrem Aussehen zu erkennen war.

Lisa wohnte zusammen mit ihrer kleinen zweijährigen Tochter, zwei Katzen und einem schrecklich laut kläffenden Hund in einer Zweizimmerwohnung. Die kleine Tochter, mit Namen Kira, war ein zuckersüßer rotblonder Lockenkopf. Sie saß in ihrem Hochstuhl und plapperte munter vor sich hin. Den Hund hatte Lisa auf den Balkon gesperrt, da sie

Angst hatte, er würde nach mir schnappen. Ich berichtete Lisa, wie sie bei uns angemeldet worden war. Die sympathische Frau lachte und sagte, sie würde sich allein wegen ihrer Tochter nicht umbringen. Jedoch war sie so verzweifelt, dass sie sich bis ins kleinste Detail einen Suizid ausgemalt hätte.

Intuitiv ahnte ich, dass dieses Lachen aus Verlegenheit und Verzweiflung ihre wahren Gefühle verdeckte.

„Als ich das letzte Mal in Stuttgart meinen Freund besuchte, stand ich tatsächlich auf dem Dach eines Parkhauses und schaute nach unten in die Tiefe. Es war schon sehr seltsam, aber ich verspürte einen enormen Drang zu springen. Der Gedanke, in die Tiefe zu stürzen, bereitete mir ein unsagbares Glücksgefühl. Nur der Gedanke an meine Tochter hielt mich davon ab, diesem Drang nachzugeben." Lisa erzählte das alles so rational und emotionslos, als berichte sie über das Wetter.

Auch ich spürte keinerlei Regung, als sie mir ihre Todesabsichten schilderte. Jedoch konnte ich nicht verhindern, dass ihre Worte mich in Alarmbereitschaft versetzten - allerdings mehr auf der intellektuellen Ebene. Mein Verstand sagte mir: „Ute, du musst auf sie Acht geben." Fühlen konnte ich ihre Verzweiflung nicht.

Hierbei handelte es sich um die Form einer Gegenübertragung. Lisa selbst hatte ihre Gefühle so sehr hinter hohen Mauern versteckt oder besser gesagt, unter den Trümmern ihres Traumas vergraben, dass sie diese nicht wahrnehmen konnte. Ich, als ihr Gegenüber, konnte deshalb auch nichts fühlen. Ich fragte mich, wie meine Pferde auf Lisa reagieren würden. Pferde sind wesentlich sensibler als Menschen und spüren selbst die verstecktesten Gefühle auf.

„Wie ist das Verhältnis zu Ihren Eltern, Lisa?"

„Mein Vater will mit mir nichts zu tun haben. Meine Eltern trennten sich, als ich zwei Jahre alt war. Danach heiratete meine Mutter wieder." Lisa machte eine kurze Pause.

„Wie kamen Sie mit Ihrem Stiefvater zurecht?"

„Gar nicht! Er hat mich windelweich geschlagen und meine Mutter hat mir nicht geholfen." Es klang wieder sehr sachlich, mit einem Lächeln auf den Lippen.

Doch diesmal ahnte ich, wie verletzt sie sein musste.

Lisa berichtete über ihre eigenen Selbstverletzungen, die es ihr ermöglichten, ihre Wut und ihren Selbsthass zu kompensieren, ohne jemand anderen zu verletzen. Während sie mir die Odyssee ihres Lebens erzählte, versorgte sie gleichzeitig die Kleine, sperrte ihren kläffenden Hund in ein anderes Zimmer und streichelte die Katzen. Kaum zu glauben, dass so wenig Gefühl bei mir ankam und wie diese Frau, die so zerbrechlich wirkte, so eine enorme Kraft aufbrachte, um es allen ihren Mitbewohnern recht zu machen. Dann stellte ich ihr die Frage, die ich allen meinen Patienten stellte. „Lisa, hätten Sie vielleicht Lust, bei mir eine Reittherapie zu machen?"

Lisa war sofort einverstanden und erzählte mir, sie hatte selbst mal ein Pferd besessen. Sie glaubte, dass das schlechte Gewissen ihren Stiefvater dazu bewogen hatte, ihr die wunderschöne Rappstute zu kaufen. Ihre Augen leuchteten. Sie sprach von einer zu dieser Zeit glücklichen Beziehung zu ihrem Pferd.

„Leider hatte auch dieser Teil meines Lebens kein Happy End. Das Pferd erkrankte an Hufkrebs und mein Vater verkaufte es von einem auf den anderen Tag." Tränen sammelten sich in ihren sensiblen Augen. Die Vergangenheit war präsent. Lisa erinnerte sich an die einzige Freundin, die sie damals hatte - die wunderschöne, schwarze Stute. Ihr hatte sie sich anvertraut. Diese Stute war ihr einziger Halt in ihrem grausamen Leben, das von Schlägen und Vertrauensbrüchen überladen war, und die ihr dann von heute auf morgen genommen wurde.

„Ich hatte nicht mal die Möglichkeit, mich von ihr zu verabschieden."

Und plötzlich waren sie da, die Emotionen. Lisa konnte ihre Tränen nicht mehr zurückhalten. Zu tief saß der Schmerz über den Verlust des Tieres. Es folgten weitere Pferdebeziehungen in Form von Reitbeteiligungen, die aber allesamt mit einer Enttäuschung endeten.

Lisa war zehn Minuten vor der verabredeten Zeit am Hof. Sie trug schwarze Jeans und Turnschuhe. In ihrer schwarzen taillierten und gefütterten Jacke mit den beiden weißen Streifen an den Seiten sah sie aus, als sei es für sie nichts Neues, einen Pferdestall zu betreten. Ihr Haar hatte sie wieder zu einem lockeren Zopf gebunden. Auch heute vermittelte sie nicht den Eindruck einer schwer-depressiven Frau, die ihrem leidvollen Leben ein Ende setzen wollte. Nachdem Lisas Pferd eine Rappstute gewesen war, wunderte es mich nicht, dass sie sich für Samurai entschied. Ich zögerte zuerst ein wenig, ihr dieses Pferd zu geben. Samurai spiegelte verborgene Gefühle sehr stark. Aber ich wollte wissen, was bei Lisa unter der Oberfläche brodelte. Ich holte die Putzkiste aus der Sattelkammer. Dann erklärte ich Lisa, dass wir Samurai ruhig weiter fressen lassen konnten, während sie ihn striegelte.

Lisa lachte und fragte: „Denken Sie denn, er konzentriert sich trotzdem auf mich und meine Gefühle?"

„Ich bin mir ziemlich sicher, dass er das tut", entgegnete ich ihren Zweifeln. Samurai nahm immer wieder ein Büschel Heu und benetzte dieses an seiner Selbsttränke, bevor er es genüsslich kaute und hinunterschluckte. Dieses ritualisierte Vorgehen wiederholte er so lange, bis er mit Fressen fertig war. Lisa striegelte ihn währenddessen eilig. Ich erklärte ihr, sie solle sich Zeit lassen. Schon beim Putzen des Pferdes begann die eigentliche Therapie.

Nachdem Lisa ruhigere Bewegungen ausführte, fragte ich sie: „Wie fühlen Sie sich jetzt?"

„Na ja, ich bin mir im Klaren darüber, dass das nicht meine Pferde sind. Es kommt der Tag, an dem ich sie wieder verlieren werde. Außerdem bin ich erschrocken darüber, dass ich eine Therapie mache. Ich hatte bis jetzt alles im Griff. Die Pferde sind schön, aber unter diesen Umständen finde ich das blöd. Ich komm mir wie ein Dummkopf vor." Dabei lachte sie verlegen. Ich spürte, wie schwer es ihr fiel. Ihr sehnlichster Wunsch war es immer gewesen, ein Pferd zu besitzen. Als sie diesen Traum erfüllt bekam, konnte sie für einige Zeit die Schmerzen und Ängste, die sie in ihrer Kindheit aushalten musste, vergessen.

Als sie es nach einiger Zeit geschafft hatte, eine intensive Bindung zu ihrem Tier aufzubauen, wurde es ihr auf brutalste Weise wieder weggenommen. Dann hatte sie versucht, durch Reitbeteiligungen die alten Wunden zu heilen. Diese scheiterten ebenfalls, indem die Tiere an andere Personen verkauft beziehungsweise verschenkt wurden, eins wurde sogar zum Schlachter gebracht. Und nun stand sie hier in meinem Stall und sollte versuchen, ihre tausend Verletzungen zu bearbeiten.

Und das wieder mit Pferden, die ihr nicht gehörten und die sie irgendwann wieder verlassen musste. Ich konnte ihre Bedenken verstehen.

Lisa hatte eine Seite von Samurais großem Körper geputzt, ohne dass er auch nur die geringste Notiz von ihr genommen hätte. Die junge Frau wechselte auf die andere Seite und stand in einem engen Winkel zwischen Pferdekopf und Wand.

„Lisa, Sie stehen da nicht so günstig, Sie haben kaum Raum für sich selbst. Schicken Sie Samurai ein bisschen herum." „Ich fühle mich hier aber gar nicht so unwohl", lachte sie. „Ja, ich weiß", versuchte ich zu erklären, „das ist ja auch genau Ihr Problem. Sie lassen sich einengen. Ihren Raum verletzen."

Menschen, die es nicht gelernt haben, ihre Grenzen zu wahren, lassen sich sehr oft gegen die Wand drücken. In diesem Fall vom Pferd, im privaten Bereich oft von Partnern, Vorgesetzten und so weiter. Beim Umgang mit dem Pferd sollen Sie lernen, genau dieses Problem zu erkennen. Sollte sich das Pferd erschrecken oder aus irgendeinem Grund verärgert sein, haben Sie bei einer so eingeengten Position keine Möglichkeit, schnell wegzukommen."

Lisa wollte das nicht verstehen. Widerwillig wollte die nach außen selbstbewusst wirkende, zierliche Frau das große schwarze Pferd an der Schulter herumdrücken. In dem Moment schoss der Kopf des eben noch so völlig gelassenen Pferdes herum. Samurais Ohren waren fast nicht zu sehen, da er sie wie eine Raubkatze völlig nach hinten geklappt hatte. Seine Augen leuchteten wütend und sein Maul war - zum Zubeißen bereit - weit aufgerissen. Im selben Moment sprang Lisa geistesgegenwärtig zur Seite, wobei ihr erst dabei bewusst wurde, wie wenig Platz sie da eigentlich hatte, um dem wütenden Tier auszuweichen.

Was war geschehen? Was hatte dieses Tier so aus der Fassung gebracht? Ich versuchte gemeinsam mit meiner erschrockenen Klientin, die Situation zu analysieren. Ich erklärte Lisa, dass Samurai ganz oft von Frauen ausgewählt wurde, die traumatische Erlebnisse mit Männern hinter sich hatten. Irgendetwas bewegte die Frauen dazu, sich immer wieder solchen Männern anzuschließen beziehungsweise immer dieses Pferd zu nehmen.

Dabei war Samurai kein böses Pferd. Es handelt sich bei ihm lediglich um ein Pferd mit enormer Dominanz. Er war bis zu seinem vierten Lebensjahr Hengst und hatte zwei Mal gedeckt. Mittlerweile hatte Samurai nur noch vor seiner Stute Kenja Respekt. War er vor ein paar Jahren noch geduldig mit Kimberly umgegangen, so hatte sich das drastisch verändert, seit sie dem Fohlenalter entwachsen war. Auch alle anderen Pferde jagte er teilweise auf sehr brutale Weise, indem er sie mit weit aufgerissenem Maul in die Flucht schlug.

Samurai war ein Pferd für Menschen mit ausgeglichenem Wesen. Diese kommen mit ihm hervorragend zurecht. Wenn er jedoch in seinem Gegenüber die kleinste versteckte Aggression wahrnahm, wurde dieses sonst so friedliche Tier zum Raubtier. Aus diesem Grunde war ich bei neuen Klienten immer besonders aufmerksam, um seine Reaktionen zu erkennen, gegebenenfalls einzugreifen und die Therapieeinheit abzubrechen.

Auch in Lisas Fall hatte ich zu Anfang mit einer, wenn nicht gleich so derben, Reaktion des Pferdes gerechnet. In unserem ersten Gespräch erwähnte Lisa, sie verletze sich selbst, um ihre Emotionen im Griff zu behalten. Sie ritzte sich in die Unterarme, um zu verhindern, dass ihre Aggressionen sich gegen andere Menschen richteten. Nur so konnte sie den enormen Druck und Selbsthass aushalten.

Diesen Druck, der durch die unterdrückten Aggressionen entstand, hatte das Pferd gespürt. So lange er in Ruhe gelassen wurde und sein Heu fressen konnte, hielt Samurai die Situation aus. Als Lisa in seinen Individualraum kam und halbherzig versuchte, ihn wegzudrücken, war das Maß bei ihm voll. Er testete ihre Gefährlichkeit, indem er sie rigide wegschickte. Ihre versteckte Aggression stellte eine offensichtliche Gefahr für ihn dar. Lisa wirkte sehr unglücklich über die Situation. Ich spürte genau, wie meine Erklärungen über das Verhalten des Tieres nicht mehr ankamen.

„VERSAGER! VERSAGER! VERSAGER!", schien es dauernd in ihrem Kopf zu hämmern. Tränen füllten ihre traurigen Augen, wobei sie eben noch versucht hatte, mit einem Lächeln über ihre innerlichen Qualen hinwegzutäuschen. Ich fühlte mich hilflos. Ich hatte nicht vorgehabt, Lisa in solch eine Situation zu bringen. Alle Erklärungen, sich ihren Individualraum zu schaffen und das Pferd beiseite zu schieben sowie der Hinweis, sie neige dazu, sich Tieren oder Menschen anzuvertrauen, die sie verletzen – das alles endete im Nichts. Ich hatte sogar den Eindruck, je mehr ich ihr erklärte, umso mehr machte ihr Gehirn dicht.

Dabei war Lisa durchaus eine intelligente Frau. Ihr Selbstbewusstsein schien sich allerdings auf dem untersten Level zu befinden. Trotzdem gelang es ihr, das Pferd, das jetzt wieder da stand, als ob nichts gewesen wäre, ohne Zwischenfälle zu Ende zu putzen. Nachdem Samurais Hufe gründlich gereinigt waren und er sich alles gefallen ließ, schloss ich, dass sich Lisas verborgene Aggressionen in ihren Tränen aufgelöst hatten.

Durch Weinen lösen sich oft unterdrückte Gefühle und die Pferde kommen dann wesentlich besser mit „ihren" Menschen zurecht. Nachdem wir den ersten Teil der Stunde zufriedenstellend beenden konnten, schlug ich Lisa ein Spiel vor. Ich führte Samurai aus seiner großen Box in den Paddock. Ich löste den Strick von Samurais Halfter, so dass er sich ungezwungen bewegen konnte.

„Suchen Sie sich eine Ecke aus, in die Sie ihn gerne schicken würden", forderte ich Lisa auf.

„Irgendeine Ecke?" Lisa lächelte verlegen.

Ich konnte ihr ansehen, dass sie sehr skeptisch war. „Ja, irgendeine."

„Dann nehme ich die, da steht schon ein Wasserkübel." Lisa zeigte auf die linke Ecke, die an den Nachbarzaun grenzte.

„Gut, dann ziehen Sie jetzt mit dem Fuß eine Begrenzung, um das Areal zu kennzeichnen."

Lisa zog eine Linie mit dem Fuß von einer Ecke zur anderen. „Soll ich ein Dreieck oder ein Viereck als Areal wählen?"

Ich muss gestehen, dass mich die Frage leicht irritierte, da das noch niemand zuvor gefragt hatte. „Ziehen Sie einfach eine Grenze von der einen Seite zur anderen. Das ergibt dann ein Dreieck." Ich lächelte sie an. „Als nächstes bringen Sie Samurai dazu, in diese Ecke zu gehen. Benutzen Sie dazu nur Ihre Körpersprache. Sie können auch mit dem Strick umherwedeln, Sie sollen ihn jedoch nicht berühren."

Lisa wusste zuerst nicht, wie sie das machen sollte. Öfters musste ich ihr sagen, dass sie die Grenzen des Pferdes achten und nicht zu nah an sein Hinterteil kommen solle. „Sie können den Strick auch der Länge nach benutzen und auf den Boden werfen." Sie tat es. „Super gemacht! Jetzt achten Sie darauf, dass er in diesem Terrain bleibt und nicht wieder herauskommt."

Nachdem sie Samurai in die vorgesehene Ecke geschickt hatte, konnte sie sich einige Meter entfernen, ohne dass er herauskam. Immer, wenn er vorhatte, sein Terrain zu verlassen, war Lisa schnellen Schrittes bei ihm, um ihn wieder in seine Schranken zu weisen. Das gelang der jungen Frau, die sich bei ihrem kleinen Wohnungshund so schlecht durchsetzen konnte, wider Erwarten gut. Dann kam der Moment, in dem Samurai in der Ecke stand, sich die Lippen leckte und die erwartete Kaubewegung mit dem Maul durchführte. Ich wies Lisa auf dieses wichtige Verhalten hin.

„Das ist das Zeichen, dass Pferde verstanden haben, was wir von ihnen wollen. In diesem Moment beginnen sie, uns Menschen zu vertrauen und sich uns anzuschließen. Jetzt ist es so weit. Gehen Sie jetzt hin und streicheln ihm über die Stirn. Dann gehen Sie langsam vor ihm her."

Lisa tat dies. Samurai folgte ihr bis in die Mitte des Paddocks. Dann sah er mich und kam zu mir.

„Sie müssen ihn wieder in die Ecke schicken und das Gleiche wie eben machen."

Lisa schickte Samurai in das Areal und entfernte sich. Dann ging sie zu ihm und wiederholte das Ritual. Samurai folgte ihr wieder bis zu einem gewissen Punkt. Nachdem sich das Prozedere das dritte Mal wiederholt hatte, sprach ich Lisa darauf an: „Lisa, mir fällt auf, dass Sie unheimlich schnell gehen, so, als wollten Sie gar nicht, dass Samurai Ihnen folgt. Er kommt ja gar nicht hinterher. Ist das in Ihren Beziehungen auch so? Laufen Sie da auch immer weg?"

„Ja, das ist in allen Beziehungen so. Ich kann mich auch nicht streiten. Ich laufe dann lieber weg."

„Das ist genau das, was sich hier abspielt. Samurai spielt Ihnen gerade Ihr Leben vor. Er versucht, mit Ihnen eine Beziehung einzugehen, aber Sie geben ihm keine Chance. Sie laufen so schnell, dass er gar nicht mitkommt. Ich hatte den Eindruck, dass Ihnen das Wegschicken viel leichter als das Bleiben fällt. Ist das so?"

Lisa bekam einen nachdenklichen Gesichtsausdruck. „Ja, da ist was dran", räumte sie ein.

In der nächsten Stunde kam Lisa wieder fröhlich wirkend zu mir auf den Hof. Auf meine Frage, wie es ihr geht, antwortete sie: „Gut, ich habe mich schon sehr auf diese Stunde gefreut."

„Welches Pferd möchten Sie gerne?"

„Ich möchte Samurai. Wenn ich mich einmal für ein Pferd entschieden habe, dann möchte ich das auch beibehalten." Ich spürte, wie sich mein Magen zusammenzog. Schon mehrfach hatte ich beobachtet, dass traumatisierte Frauen mit starken inneren Aggressionen genau dieses Pferd wählten. Ich musste sehr oft darauf achten, damit Samurai psychisch nicht überfordert wurde.

Da Lisa sich ihrer Aggressionen nicht bewusst war, war es sehr schwierig, ihr diese Problematik nahezulegen, ohne sie zu verletzen. Ich bin sehr darauf bedacht, ehrlich zu sein, jedoch immer mit der jeweiligen Achtung und Wertschätzung meines Gegenübers. Dazu gehörte für mich auch, ein Gefühl dafür zu entwickeln, wie weit ich meine Patienten mit ihren Emotionen konfrontieren kann. In diesem Fall sorgte ich mich nicht nur um Lisa, sondern auch um Samurai. Trotz all meiner Bedenken holte ich die Putzkiste aus der Sattelkammer und betrat mit Lisa den Stall. Genauso wie ich vermutet hatte, legte Samurai nach kurzer Zeit die Ohren an, um seinen Unmut zu bezeugen.

Vorsichtig fragte ich Lisa: „Ist wirklich alles in Ordnung? Geht es Ihnen gut?"

„Ja, es geht mir gut. Ich habe mich sehr auf diese Stunde gefreut." Lisa sah mich verständnislos an. Sie wirkte gleich sehr verunsichert - genau das, was ich nicht wollte. Dann überlegte sie kurz und sagte mir: „Ich habe mir einen Halswirbel ausgerenkt und ziemlich starke Schmerzen. Kann sein, dass ich mich dadurch verkrampfe. Zum Arzt gehen kann ich aber nicht, da der mich bestimmt gleich krankschreibt. Ich bin noch in der Probezeit und kann mir das nicht leisten."

„Pferde spiegeln natürlich auch Schmerzen oder zumindest den Unmut darüber", erklärte ich. „Deshalb geht Samurai auf Abwehr." Ich spürte, dass Lisa mit dieser Aussage leben konnte, sprach ich ja hier nicht von ihrer Seele, sondern von körperlichen Beschwerden. Dies ermutigte mich, weiter zu sprechen. „Eigentlich wollte ich Samurai eine Pause gönnen, da er gerade mal wieder am Limit ist. Dadurch, dass er so intensiv spiegelt, ist er immer sehr schnell an seiner mentalen Grenze angekommen." Das entsprach den Tatsachen. Ich hatte vorher Bedenken, Lisa dies zu sagen, da sie es vielleicht als Strafe angesehen hätte.

Zu meinem Erstaunen sagte Lisa gleich: „Dann nehmen wir doch ein anderes Pferd. Ich möchte nicht, dass Samurai noch mehr Stress hat. Ist doch kein Problem."

Mir fiel wirklich ein Stein vom Herzen, wollte ich doch für beide nur das Beste. Also schlug ich Lisa meinen Haflinger Eddie vor, den ich zu diesem Zeitpunkt noch hatte. Dieser spiegelte Gefühle nicht so extrem wie meine anderen Pferde. Nachdem Lisa Eddie geputzt hatte, sollte sie alleine auf ihm reiten. Da Lisa schon viel Reit- und Pferdeerfahrung besaß, ließ ich sie Eddie selbst satteln und aufzäumen.

Ich wollte ihr so gerne ein Stück Selbstbewusstsein zurückgeben. Wir fanden einen passenden Helm und gingen gemeinsam auf den Außenreitplatz. Lisa stieg auf, trabte los und hatte viel Spaß. Ich spürte förmlich, wie sie locker wurde, wie das Glück in ihren Körper strömte. Ja, das war das, was ihr gefehlt hatte. Lisa hatte erfahren, dass ein Pferd ihr trauriges Leben wirklich sehr bereichern konnte. Aber sie wusste auch, dass es ihr das Herz brach, wenn sie dieses Pferd wieder verlieren würde. Aber als Lisa heute nach Hause fuhr, war es mir gelungen, ihr ein wenig Lebensfreude zurück zugeben.

Wir sahen uns ein paar Wochen nicht. Lisa hatte Grippe. Ich war im Urlaub. Als wir wieder telefonierten, meinte Lisa: „Es geht mir nicht gut. Ich kann nicht zu Ihnen kommen."

Ich spürte an ihrer Stimme, dass es ihr sehr schlecht ging und schlug ihr deshalb vor, sie zu Hause zu besuchen.

Als Lisa die Tür öffnete, bemerkte ich gleich eine Veränderung an ihr. Sie hatte einen aggressiven Gesichtsausdruck. An der Lautstärke ihrer Stimme erkannte ich, dass ich hier mit meiner Wahrnehmung nicht falsch lag.

„Lisa, was ist passiert?"

„Ich habe meine Medikamente abgesetzt. Ich weiß schon, was Sie sagen werden. Ich hätte das nicht tun dürfen." Sie wartete meine Antwort gar nicht erst ab. Während sie weiter sprach, fast schrie, fragte ich mich, ob es ihr bewusst war, wie laut sie war.

„Ich hatte es einfach satt! Durch diese Tabletten war ich immer auf demselben Level. Immer nur so lalala! Ich habe es einfach nicht mehr ausgehalten! Ich konnte ja nicht mal mehr heulen. Und ich habe früher nur geheult. Ist das nicht bescheuert? Ich hab doch voll einen weg." Sie war wirklich sehr aufgebracht.

Erst in diesem Augenblick erkannte ich, warum Samurai immer so wütend wurde, wenn sie ihn putzte. Lisas Aggressionen waren durch die Medikamente gedämpft worden.

„Lisa, ich kann Sie verstehen. Sie konnten die ganze Zeit Ihre Emotionen nicht leben. Sie waren da, aber Sie haben sie nicht gespürt. Samurai hat sie gespürt. Das waren die Aggressionen, die Sie nicht wahrhaben wollten. Sie waren durch die Medikamente auf einem normalen Level. Ihnen fehlen einfach die Höhen und Tiefen.

Jeder Mensch benötigt diese, um zu spüren, dass er lebt. Es darf nur nicht zu viel Raum einnehmen, dass wir es nicht mehr kontrollieren können. Am besten, Sie gehen noch mal zum Arzt und sprechen mit ihm. Es gibt bestimmt noch ein anderes Medikament, mit dem Sie vielleicht besser zurechtkommen. Außerdem würde ich es nicht bewerten, dass Sie Ihre Medikamente absetzen. Sie sind ein erwachsener Mensch und selbst für sich verantwortlich."

Wir redeten noch eine Weile. Je mehr Lisa sich aussprechen konnte, desto ruhiger wurde sie. Ihre kleine Tochter machte einen fröhlichen Eindruck. Ich wunderte mich, wie sehr Lisa auf die Kleine eingehen konnte, obwohl sie mental gar nicht dazu in der Lage zu sein schien.

„Wir fahren heute zu Oliver, nicht wahr?" Lisa lächelte Kira an.

„Olli", lachte die Kleine.

„Sie wollen heute noch nach Stuttgart fahren?", fragte ich sie ungläubig. „Sie sagten doch, Sie seien nicht in der Lage, Auto zu fahren?" Ich war jetzt doch leicht irritiert. Lisa lachte: „Ich wollte doch nur den Termin absagen, weil ich eben heute nach Stuttgart zu meinem Freund fahren will. Er ist der einzige, der mich versteht. Ich bin jetzt aber doch froh, dass Sie gekommen sind. Es geht mir schon viel besser."

Natürlich machte ich mir um Lisa und Kira Sorgen. Lisa war nicht in der Verfassung, eine so weite Strecke zu fahren. Aber sie war eine erwachsene Frau und vollkommen im Besitz ihrer geistigen Kräfte. Wenn ich Lisa daran hindern wollte, zu ihrem Freund zu fahren, hätte ich sie einer Zwangseinweisung unterziehen müssen. Das war weder notwendig noch in meinem Interesse. Ich musste ihr Vertrauen und glauben, dass sie für sich und Kira nur das Beste wollte. Lisa würde es schaffen! Ich war mir sicher!

Lisa hatte es geschafft. Sie war ein paar Tage in Stuttgart. Nachdem sie wieder zu Hause war, kam sie zu mir auf den Hof, um bei den Pferden zu sein. Trotz aller Mühe, ihre Gefühle nicht zuzulassen, kristallisierte sich nach einiger Zeit heraus, dass Lisas Trauma viel größer als vermutet war.

Eines Abends ging Lisa mit ihrem Hund spazieren und sah in der Dämmerung eine Gestalt, die ihr sofort das Gefühl der Übelkeit bescherte. Es handelte sich um ihren ehemaligen Klavierlehrer, bei dem Lisa im Alter von ungefähr neun Jahren Unterricht hatte. Sie bemerkte gleichzeitig, dass sie sich, außer an den Lehrer, an nichts weiter erinnern konnte. Sie hatte keine Ahnung mehr, wie lange sie dort war und warum sie irgendwann nicht mehr hinging. Sie erinnerte sich nur noch an den Mann, an den Flügel und an … ein Bett mit roter Satin-Bettwäsche. Der Mann hatte sie damals missbraucht.

Blockaden! Sie hatte jahrelang diese Erfahrung verdrängt, aus ihrem Gedächtnis gelöscht. Aber wie bei einem Computer lässt sich nicht immer alles komplett löschen. Natürlich könnten die Erinnerungen durch diesen Mann ausgelöst worden sein. Die Vermutung liegt aber nahe, dass durch die Arbeit mit den Pferden erst die Bereitschaft der stückweisen Erinnerung geschaffen wurde, denn Pferde lösen Blockaden. Durch diese Erfahrung, die Lisa mir da schilderte, gab es für mich einen weiteren Punkt, der den enormen Selbsthass von Lisa rechtfertigte beziehungsweise erklären ließ.

„Ist es wichtig, dass ich mich erinnere, was da passiert ist?", fragte Lisa mich. Ich ahnte, dass sie wieder Tage und Nächte mit Grübeln verbracht hatte.

„Das kann man nicht so genau sagen, Lisa. Sicher hat der Körper nicht ohne Grund dafür gesorgt, dass Sie sich nicht erinnern. Es gibt da unterschiedliche Auffassungen. Ich denke, Sie müssen in sich hineinspüren, was für Sie das Beste ist. Es gibt Möglichkeiten, um Erinnerungsfetzen wieder zusammenzufügen. Ob Ihnen das weiterhilft, kann man vorher nicht sagen."

Ich hatte das Gefühl, dass Lisa damit zufrieden war. Sie hatte schon so viele schreckliche Dinge zu verarbeiten, dass ich mir nicht sicher war, ob sie darüberhinaus die Bilder eines sexuellen Missbrauchs noch verkraften würde. Ich hoffte, dass ihr Unterbewusstsein mit weiteren Bildern wartete, bis Lisa einigermaßen stabil war, um sie zu verkraften.

Wenn Lisa bei den Pferden war, vergaß sie ihr schweres Schicksal. Lisa hatte viel gelernt. Während einer Therapiestunde putzte sie Eddie. Das Pferd stand zuerst ganz ruhig. Dann begann Lisa, von einem geplanten Klinikaufenthalt zu sprechen. Eddie spürte ihre Unruhe und drehte sich einfach weg. Lisa hatte endlich verstanden, dass es an ihr lag, wenn das Pferd reagierte. Sie lachte und sagte: „Wie der mich anguckt."

Ich lachte ebenfalls. Es sah tatsächlich so aus, als wolle Eddie sagen: „Komm erst mal wieder runter, bevor du mich weiter putzt."

Hier hat Lisa wirklich viel gelernt. Zu Beginn unseres Kennenlernens hatte sie sich noch angegriffen gefühlt, wenn ich ihr mitteilte, dass das Pferd auf ihre Gefühle reagiert. Jetzt thematisierte sie es selbst. Damit war ein Meilenstein für den weiteren Verlauf ihrer Therapie gesetzt.

Lisas Fall zeigt es deutlich: Durch kontinuierliches Arbeiten mit Pferden lernt man seine Gefühle wieder wahrzunehmen, zuzulassen und mit Hilfe der Tiere im weiteren Verlauf der Therapie zu verarbeiten.

Pferde lösen Blockaden und bauen emotionale Barrieren ab. Dies geht sogar soweit, dass verdrängte Erinnerungen zurückkommen. Auch da helfen die vierbeinigen Therapeuten bei der Aufarbeitung. Dies geschieht dadurch, dass Pferde sehr rücksichtsvolle und sanfte Wesen sind. Sie spiegeln das Verhalten des menschlichen Gegenübers authentisch wieder. Sie sind einfühlsam, schenken Geborgenheit und beruhigen ihr Gegenüber. Pferde fordern Respekt und geben ihn wieder. Sie ermöglichen dem Menschen tiefgreifende Erfahrungen auf emotionaler Ebene.

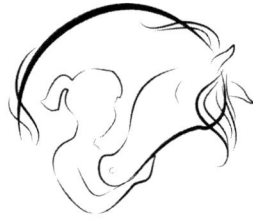

Wie Pferde verschiedene Situationen nachspielen

In den vielen verschiedenen Therapieeinheiten hatte ich das Gefühl, dass meine Pferde in der Lage sind, bestimmte Lebenssituationen wiederzugeben. Die Tiere verhalten sich so, als würden sie eine bestimmte Eigenart des Patienten oder einer Person im Umfeld desselbigen darstellen. Bei der Nachfrage, ob der Klient diese Situation aus einem Bereich seines Lebens kennt, bestätigt er diese. So fällt es leichter, an Probleme heranzugehen, die für den Betroffenen zuerst gar nicht sichtbar waren. Hierzu habe ich einige Fallbeispiele aufgeschrieben.

Claudia

Bevor Claudia das erste Mal zu mir auf den Hof kam, hatte ich die Anmeldung ihres behandelnden Arztes erhalten.

Dieser informierte mich: „Ich habe hier eine Patientin, bei der ich nicht weiterkomme. Sie ist schon lange bei mir in Behandlung und anstatt, dass eine Besserung eintritt, wird ihr Befinden eher schlechter. Ich weiß nicht mehr weiter und ich hoffe, dass Sie mehr erreichen. Sie hat selbst ein Pferd, aber sie ist trotzdem offen und würde gerne zu Ihnen kommen."

Claudia war eine auffallend schlanke und gepflegte junge Frau. Ihre kastanienbraunen Haare hatte sie zu einem Dutt auf ihrem Hinterkopf befestigt. Als sie mir später erzählte, dass sie einmal Ballettunterricht hatte, wusste ich, woher ich die Assoziation bei unserem ersten Treffen hatte. Ihre graziöse Haltung und ihre sanft anmutig wirkende Ausstrahlung machten es einem leicht, sie sich als sterbenden Schwan vorzustellen. Vielleicht hing das aber auch mit ihrem traurigen Gesichtsausdruck zusammen.

Sie war sofort sehr interessiert an der pferdegestützten Therapie. Sie berichtete mir, sie habe ein Pflegepferd, um das sie sich aufopfernd und liebevoll kümmerte. Ihre Familie bestand aus einer dreijährigen Tochter und einem Ehemann, der selbst Therapeut war. Wie sich im Laufe der Zeit herausstellte, ließ sich dieser leider dazu hinreißen, seine Frau ständig zu analysieren.

Auf Samurai fiel Claudias Wahl während der ersten Stunde. Das große schwarze und edle Pferd zog sie sofort in seinen Bann. Samurai ließ sich von Claudia putzen. Es war ein warmer Frühlingstag. Claudia fühlte sich mit dem Pferd wohl. Ich hatte die Idee, mit Claudia und Samurai zunächst am Boden zu arbeiten. Dafür nutzte ich einen eingezäunten Zirkel von circa zwanzig Metern Durchmesser, den sogenannten Round Pen.

„Claudia, ich würde gerne mit Ihnen und Samurai in den Round Pen gehen. Es gibt dort kein Richtig oder Falsch. Sie sollen dort nicht den Fokus auf die Ausbildung des Pferdes richten, sondern das Ganze als ein Spiel betrachten. Das Pferd kann Ihnen sagen, wie Ihre Stimmung ist. Rennt es sehr schnell, können wir davon ausgehen, dass Sie ein hohes Maß an Energie haben. Wenn das Pferd nur sehr langsam geht oder gar stehen bleibt, obwohl Sie vielleicht versuchen, es vorwärts zu treiben, dann können wir davon ausgehen, dass Ihre Energie auf einem sehr geringen Level ist. Also, keine Angst. Sie können daraus nur lernen."

Ich führte mein großes schwarzes Pferd in den Round Pen und begann damit, ihn langsam im Schritt zu bewegen. Dann baute ich ein wenig Energie auf, hob meinen orangefarbenen Stick mit dem circa fünfzig Zentimeter langen, weißen, seilartigen, dünnen Strick daran in die Höhe und ließ das Tier antraben. Wenn ich den Stick in die andere Hand nahm und diesen in einem Fünfundvierzig-Grad-Winkel zur Einzäunung hielt, machte Samurai auf der Stelle kehrt und lief in die entgegengesetzte Richtung.

„So bringen Sie ihn dazu, die Seite oder die Gangart zu wechseln oder einfach nur, sich auf Sie zu konzentrieren. Wie gesagt, es gibt nichts falsch zu machen. Es ist einfach nur ein Spiel."

„Tolle Sache", meinte Claudia. „Das könnte ich auch mal mit meinem Pflegepony machen." Claudia stellte sich in die Mitte des Zirkels und versuchte, Samurai dazu zu bringen, im Schritt um sie herumzugehen.

Samurai hatte den Personenwechsel registriert und sah plötzlich überhaupt keine Veranlassung dafür, sich in irgendeiner Gangart zu bewegen. Stattdessen hatte er gerade festgestellt, dass sich zwischen dem feinen Sand, der in dem Terrain verteilt war, an der einen oder anderen Stelle ein wenig Unkraut durchgemogelt hatte. Dieses Unkraut war von wesentlich größerem Interesse als Claudia, die versuchte, seine Aufmerksamkeit zu gewinnen. Er fraß mit Genuss.

„Claudia, konzentrieren Sie sich. Achten Sie auf Ihre Körperhaltung und bauen Sie Energie auf."

Claudia versuchte, das in die Tat umzusetzen. Samurai bewegte sich vom Unkraut weg auf den Hufschlag. Mit Hufschlag bezeichnet man den Weg, der im Kreis oder in der Halle im Viereck an der Wand entlang führt. Dann brachte Claudia das Pferd dazu, anzutraben. Doch was war das? Was machte Samurai da? Das Pferd tanzte förmlich wie ein aufgeblasener Macho um Claudia herum. Er kam dabei immer näher und betrat sehr deutlich ihren Individualraum.

Claudia sah mich verunsichert an. „Was macht er?"

„Er überschreitet massiv Ihre Grenzen. Er will Ihnen etwas sagen. Gibt es in Ihrer Familie Menschen, die ständig Ihre Grenzen eintreten?"

„Ja, da gibt es einige." Claudia wirkte nachdenklich. „Nehmen Sie den Stick über Ihren Kopf und wedeln Sie kräftig damit im Kreis."

Claudia tat das und Samurai nahm sofort Abstand.

Nachdem wir die Übung beendet hatten, sagte ich zu Claudia: „Das war eine ganz wichtige Erkenntnis. Als Hausaufgabe schreiben Sie sich mal auf, wer, wann und wo Ihre Grenzen überschreitet."

Eine Woche später hatte Claudia fleißig gearbeitet. „Meine Schwiegermutter bügelt meine Wäsche, wenn ich zur Arbeit bin. Währenddessen geht mein Schwiegervater in den Garten, um diesen zu pflegen. Ich finde das fürchterlich, aber mein Mann sagt nur: ‚Lass sie doch.'" Claudia sprach wie ein trotziges kleines Kind.

„Haben Sie schon einmal deutlich gesagt, dass Sie das nicht wollen? Oder haben Sie immer Ihren Mann vorgeschickt?" „Nein, nicht wirklich. Die Sache ist kompliziert. Wir haben das Haus von meinen Schwiegereltern gekauft, weil diese finanziell am Ende waren. Meine Schwiegermutter ist kaufsüchtig, müssen Sie wissen."

„Und? Haben Sie Ihre Schwiegereltern gleich im Paket dazugekauft?" Ich war empört.

Claudia lachte. „Nein, natürlich nicht. Aber sie fühlen sich immer noch verpflichtet und glauben, sie können kommen, wann sie wollen. Mein Schwiegervater weiß, wo wir in der Garage den Schlüssel verstecken und kommt so jederzeit ins Haus." Sie wirkte, als hätte sie sich ihrem Schicksal ergeben und sich damit abgefunden, dass ihre Schwiegereltern ihr permanent die Grenzen eintraten. Genau das hatte Samurai ihr letzte Woche vorgespielt, als er so aufdringlich in Claudias Individualraum getreten war. Er hatte ihr genau ihre Lebenssituation vorgespielt. Nachdem Claudia verstanden hatte, dass sie ihren Schwiegereltern nichts schuldig war und auch nicht für deren Glück die Verantwortung übernehmen konnte, führte sie endlich das schon längst überfällige Gespräch.

Natürlich fühlten diese sich gewaltig auf den Schlips getreten. Doch Claudia hatte ihre Lektion gelernt und fühlte sich nicht mehr für die Gefühle ihrer Schwiegereltern verantwortlich.

Chantal

Chantal war eine etwas korpulentere Frau mit wasserstoffblonden langen Haaren. Ihre dunkelbraunen Augen verrieten, dass es sich hier nicht um ihre natürliche Haarfarbe handeln konnte. Ihre rot geschminkten Lippen hatten etwas leicht Angriffslustiges. Sie trug einen langen schwarzen Rock, der gerade noch die blassen Füße, die in dünnen Sandalen steckten, frei ließen.

Chantal kam aufgrund von Panikattacken zu mir in die Therapie. Sie hatte schon mehrfach den Notarzt kommen lassen, da ihr Blutdruck auf über zweihundert zu hundertzwanzig ging - ein Wert, der durchaus gefährlich werden konnte. In solchen Situationen hatte Chantal Todesangst und war daran gewöhnt, diese Angst mit Diazepam, einem stark abhängig machenden Beruhigungsmittel, zu bekämpfen.

Als ich Chantal dazu aufforderte, sich ein Pferd auszusuchen, entschied sie sich spontan für Samurai. Dieses Pferd passte hervorragend zu ihrer Biographie, denn sie hatte in der Vergangenheit einen sehr gewalttätigen Freund, der sie oft geschlagen hatte. Nachdem Chantal ein paar pferdegestützte Therapiestunden bei mir absolviert hatte, wobei wir öfters die Tiere wechselten, geschah etwas in ihrem Leben, das ihre traumatisierte Seele erneut ins Wanken brachte.

Die junge Frau chattete abends manchmal im Netz, wenn ihr Ehemann Nachtschicht hatte. Dabei lernte sie einen Mann kennen, der es schaffte, dass bei mir nur allein durch das Erzählen sämtliche Alarmglocken läuteten. Chantal war ganz begeistert von diesem Menschen, ja fast schon in einem Wahn. Dieser Mann gab sich als Psychologe aus, der anderen Menschen helfen wollte.

„Chantal", sagte ich besorgt, „ein Psychologe, der auch therapieren darf, stellt seine Dienste nicht kostenlos im Internet zur Verfügung. Diese Menschen haben viele Jahre studiert und arbeiten, um davon zu leben. Sie haben darüberhinaus ein Berufsethos. Ernsthafte Psychologen finden sich nicht online. Wer weiß, was dieser Mensch mit Ihnen vorhat."

Ich machte mir wirklich Sorgen. Es gab genug psychiatrieerfahrene Personen, die ihr Wissen nutzten, um Menschen zu schaden und sich auf diese Weise selbst aufzuwerten.

„Er hat mir so viel über mich erzählt, dass ich weinen musste. Dieser Mensch hat mich verstanden."

Sie wirkte so verträumt, während sie von diesem Mann berichtete, dass ich das Gefühl hatte, sie sei ein Teenager, der auf den Prinzen wartet. Ihr Leben war ihr zu langweilig geworden. Wie so viele Frauen, die in der Vergangenheit von ihren Männern geschlagen wurden, fand sie ihren braven Ehemann langweilig und zu weich. Es war Zeit, ihr auf sanfte Weise eine Lektion zu erteilen, bevor es zu spät war.

„Chantal, was halten Sie davon, wenn wir die Situation mal nachzuspielen? Ich bin mir sicher, dass Samurai uns Aufschluss darüber gibt, was wir von diesem Mann zu halten haben. Wenn ich mich täusche, werde ich nie wieder ein negatives Wort darüber verlieren."

Ich wusste selbst nicht, woher ich diese Gewissheit nahm - diese Vorahnung, dass dieser Mensch schlecht für meine Patientin war und dass Samurai ihr das demonstrieren würde.

Chantal führte Samurai in den Round Pen.

„So, Chantal, nun stellen Sie sich vor, Samurai wäre Ihr Internetpartner."

Die junge Frau hob den Stick und versuchte, das Pferd auf sich aufmerksam zu machen. Der Wallach rührte sich nicht von der Stelle. Er suchte das Unkraut, das an einigen Stellen aus dem Boden ragte.

Chantal sah irritiert aus. Trotzig wie ein kleines Kind sagte sie: „Er ignoriert mich!"

„Und? Erinnert Sie das an etwas?" Ich war gespannt.

„Ja. Seit ich das letzte Mal mit diesem Mann gechattet habe und etwas gefragt habe, was ihn wohl gestört hat, ignoriert er mich."

„Was machen Sie nun, damit er Sie wahrnimmt?"

Chantal wurde forscher mit dem Stick. Samurai begann sich langsam in Bewegung zu setzen.

„Ich habe ihn ein paar Mal angeschrieben, aber er lässt mich zappeln."

„Reizt Sie das nun?", fragte ich ein wenig provokant.

„Ja, jetzt interessiert er mich erst recht." Sie wirkte ein wenig herausfordernd.

Ich bezweifelte, dass sie auch nur ahnte, auf was sie sich eingelassen hatte. Sie provozierte Samurai immer mehr. Ich konnte mir sehr wohl vorstellen, wie sie auch im „richtigen Leben" ihre und die Grenzen ihrer Mitmenschen nicht wahrzunehmen vermochte. Während ich beobachtete, was sich hier abspielte, bekam ich ein klares Bild von Chantals Verhalten.

Sie ging sehr dicht an das Pferd heran, ohne darauf zu achten, dass auch ein Tier seine persönlichen Grenzen hat. Dann kam die Wende. Samurai begann, die Kreise zu verkleinern. Ich hatte das Spiel ein paar

Mal bei anderen Patienten beobachtet. Er baute sich auf, wölbte den Hals und begann eine Art Balztanz. Meine eben noch so selbstbewusst wirkende Patientin erschrak. Ihre Körperhaltung glich einem kleinen ängstlichen Wesen.

„Na, Chantal, und nun? Fühlen Sie sich dem noch gewachsen? Schicken Sie ihn weg! Setzen Sie sich durch!"

Die Anspannung stieg enorm. Chantal hatte verstanden, dass dieses Spiel langsam Ernst wurde. Da hob Samurai drohend das Bein und die eingeschüchterte Frau verließ fluchtartig den Kreis.

„Glauben Sie mir jetzt, dass Sie sich auf ein gefährliches Spiel eingelassen haben? Es ist wie mit dem Pferd. Sie werden von der Gefahr angezogen. Dominante Männer finden Sie attraktiv und interessant. In Ihnen entsteht der Wunsch, diese Männer zu zähmen. Aber Sie haben es eben gesehen! Sie sind nicht stark genug. Samurai hat Sie in die Flucht geschlagen. Wenn ein Mann Ihnen gegenüber gewalttätig wird, haben Sie ebenfalls nicht die Kraft, sich zu wehren. Sie sollten den Kontakt abbrechen, bevor es zu spät ist."

Nach meinem Vortrag wirkte Chantal sehr nachdenklich. Sie überlegte einen Moment, bevor sie sagte: „Ja, Sie haben recht. Ich habe mich total blenden lassen. Und er wurde auch komisch, als ich versucht habe, Grenzen zu setzen. Ich glaube, ich hab mich da in etwas verrannt. Ich werde alles löschen, dann kann er mich nicht mehr erreichen."

Ich war wirklich erleichtert, als Chantal mir in den nächsten Einheiten bestätigte, dass sie den Kontakt abgebrochen hatte.

Anke

Anke war eine unauffällige, fast bieder gekleidete Frau mittleren Alters. Sie schien so sehr bemüht zu sein, nicht aufzufallen, dass sie gerade dadurch auffiel. Sie kam mit schweren Depressionen zu mir. In der ersten Stunde entschied sie sich für Kimberly. Anke berichtete von ihrem Job, den Möglichkeiten, die ihr offen standen, und von der enormen Angst, zu versagen. Anke putzte Kimberly und erzählte dabei viel von ihrer aktuellen Arbeitssituation. Schon gleich zu Beginn fragte ich mich, was so furchtbar war, dass Anke es mit ihrer scheinbaren Gefühlskälte zu verstecken versuchte.

Bei unserem zweiten Treffen erklärte Anke mir, dass sie verunsichert sei, weil sie eine Psychotherapie machte, und ob sie mit mir zusammen arbeiten solle. Sie war sehr ambivalent, was das Thema Hilfe anging. Einerseits wollte sie alle Hilfe in Anspruch nehmen, andererseits nicht von ihrem schweren Schicksal sprechen.

„Anke, Sie entscheiden selbst, was Sie erzählen möchten und was nicht. Sie haben für sich selbst die Verantwortung und entscheiden, was gut für Sie ist. Ich kann Ihnen ein paar Übungen mit dem Pferd am Boden zeigen. Sie können auch reiten, wenn Sie möchten. Wir müssen nichts aufarbeiten. Wenn Sie in Psychotherapie sind, ist das doch in Ordnung." Ich meinte das völlig ernst, denn ich wollte die junge Frau auf keinen Fall überfordern. Es schien etwas in ihr zu brodeln. Das wollte ich nicht gegen ihren Willen aus ihr herauslocken.

„Ich weiß ja, dass ich etwas ändern will", meinte Anke. „Ich kann keine Gefühle empfinden und der Arzt hat mir genau deshalb diese Pferdetherapie empfohlen. Ich möchte nicht, dass Sie denken, dass ich nicht kooperativ bin." Sie entschuldigte sich ständig für ihre Bedürfnisse.

„Anke, Sie bewerten immer gleich alles, was Sie sagen."

„Ja, das hat mein Therapeut auch schon gesagt."

Nachdem Anke sich erneut für Kimberly entschieden hatte, holte ich das Pferd aus dem Paddock. Wir gingen gemeinsam in die Reithalle. Anke begann Kimberly zu putzen. Während diese Frau von ihren traumatischen Erlebnissen berichtete, stand das Pferd ganz ruhig bei ihr. Man konnte glauben, die Stute schien zu sagen: „Ich bin bei dir."

Anke berichtete scheinbar emotionslos, wie ihr Vater an einem Herzinfarkt starb. Sie war dabei und versuchte, ihn wiederzubeleben. Anke machte zu dieser Zeit ihren Führerschein und hatte zeitnah ihren Erste-Hilfe-Kurs absolviert. Das Mädchen, damals siebzehn Jahre, hatte vergeblich versucht, ihren Vater vor dem Tod zu bewahren. Das Schicksal wollte, dass sie ihm nicht helfen konnte. Niemand achtete auf die furchtbaren Qualen der jungen Frau. Alle Angehörigen waren zu sehr mit ihrem eigenen Schmerz beschäftigt, dass Ankes Leid und ihre Schuldgefühle nicht gesehen wurden. Anke selbst vergrub sich in Arbeit. Später erst wurden ihr ihre Probleme bewusst. Den Zusammenhang konnte sie jedoch nicht erkennen.

„Anke, wollen Sie eine Übung mit Kimberly machen?" Ich sah sie erwartungsvoll an.

„Ja, sehr gerne. Wie gesagt, ich möchte etwas ändern."

„Okay, dann stellen Sie sich mit diesem Stick in die Mitte der Halle und lassen das Pferd um sich herum laufen." Ich löste den Strick von Kimberlys Halfter und gab ihn Anke. Kaum hatte diese mit dem Stick auf den Boden geschlagen, rannte das Pferd wie von Sinnen durch die Halle. Anke brauchte gar nicht viel zu machen. Sie hielt einfach nur den Stick ein wenig in die Luft, um ihn dann wieder zu Boden zu senken. Schon rannte das Tier um sein Leben.

„So, Anke, nun legen Sie den Strick auf den Boden und stellen sich ein wenig gebückt, mit gesenktem Kopf, in die Mitte der Bahn."

Normalerweise kommt Kimberly bei dieser Übung immer sofort auf die Person in der Mitte zugelaufen. Diesmal tat sie dasselbe, stoppte aber einen Meter vor ihrem Ziel.

„Okay, Anke, streicheln Sie Kimberly über die Stirn." Anke tat dies und Kimberly schien Vertrauen zu fassen.

„So ist es gut. Nun gehen Sie langsam vor dem Pferd her." Anke setzte sich in Bewegung und die Stute folgte ihr.

„Anke, wie fühlen Sie sich jetzt?"

„Es freut mich, dass mir das Pferd vertraut." Anke sah sehr zufrieden aus.

„Anke, haben Sie gesehen, wie sehr das Pferd gerannt ist? Das ist Ihre Energie. Die brodelt richtig in Ihnen. Wenn wir Ihre Gefühle herausarbeiten, müssen wir ganz behutsam sein, damit Sie nicht von dieser Flutwelle überrollt werden." Ich war mir sehr sicher, dass hier ganz viel Potential steckte. Dann sprach ich eine weitere Beobachtung an. „Anke, wie haben Sie sich gefühlt, als Sie das Pferd weggeschickt haben?"

„Ich fand das gar nicht gut. Ich wollte sie nicht wegschicken, sondern eher knuddeln." Anke wirkte traurig.

„Passiert Ihnen das auch in zwischenmenschlichen Beziehungen?"

Jetzt wurde Anke aufmerksam. „Ja, Sie haben recht. Das passiert mir ständig. Ich möchte Zuneigung und schicke die Menschen aber weg. Warum tue ich das?"

„Vielleicht haben Sie einfach Angst davor, wieder einen Menschen, den Sie lieben, zu verlieren. Vor allem fürchten Sie, dass Sie es nicht verhindern können, wenn diesem Menschen etwas zustößt - genauso wie damals. So behalten Sie die Kontrolle, indem Sie die Menschen wegschicken, die Ihnen etwas bedeuten. Genau das hat Kimberly Ihnen eben gezeigt. Sie hat Ihnen exakt Ihr Leben vorgespielt."

„Ja, das klingt logisch. Ich würde das gerne ändern." Anke klang, als wolle sie alles sofort in die Tat umsetzen. „Jetzt will ich es wohl wieder erzwingen, oder?"

„Das kann sein. Aber es braucht seine Zeit. Sie werden das schaffen, aber nicht von heute auf morgen. Geben Sie sich die Zeit."

Anke hat noch lange gebraucht, um ihre wirklichen Gefühle zuzulassen. Wie von mir erwartet, kam sie dabei sehr oft an ihre mentalen Grenzen. Sie wurde weiter psychotherapeutisch betreut und von mir beziehungsweise einer Kollegin ambulant psychiatrisch versorgt. Dieses multidisziplinäre Team konnte Anke in ihrer schweren Zeit begleiten und unterstützen. Wie vermutet, steckten noch viele weitere Verletzungen in Anke. Am Ende musste sie sogar ein paar Wochen in eine Klinik, da ihre Emotionen und verschütteten Erinnerungen sie an den Rand eines Suizids gebracht haben.

Mittlerweile gelang es der jungen Frau, mit Hilfe ihres starken Willens und der Pferde zu genesen. Sie hat ihre Lebenskrise überwunden und ist gesund.

Jennifer

Jennifer war eine Frau, die immer lächelte.

Wenn sie zu mir auf den Hof kam und ich fragte sie: „Guten Tag, Jennifer. Wie geht es Ihnen heute?", so antwortete sie völlig überzeugend: „Gut!" Dabei strahlte sie über das ganze Gesicht.

Jennifer war eine sehr gepflegte Frau mittleren Alters und machte einen recht sympathischen Eindruck. Ihr kastanienbraunes langes Haar, welches sie zu einem dicken geflochtenen Zopf zusammengebunden hatte, schimmerte rötlich im Sonnenlicht. Ihre dunkelblauen Augen waren mit einem türkisfarbenen Kajalstift umrandet, so dass sie noch größer und ausdrucksvoller wirkten, als sie sowieso schon waren.

In der ersten Stunde forderte ich Jennifer auf, Kenja zu striegeln. Die Frau, die einen so lockeren Eindruck machte, hatte keine Chance, auch nur einen Meter an Kenja heranzukommen. Die Stute wich sofort zur Seite, legte sogar die Ohren an und versuchte nach Jennifer zu schnappen.

„Jennifer, was ist mit Ihnen los? Kann es sein, dass Sie mir hier eine Fassade zeigen?"

Jennifer lächelte verlegen. „Ja, ich weiß. Mein Arzt hat letztens zu mir gesagt: ‚Sie müssen mir schon sagen, wie es Ihnen geht. Ich kann es Ihnen nicht ansehen.'"

Jennifers Leben war eine einzige Farce. Sie hatte einen Job, der ihr keinen Spaß machte. Sie lebte in einer Ehe, in der sie unglücklich war. Sie hatte einen Geliebten, der verheiratet war. Sie hatte einen Sohn, mit dem sie Probleme hatte. Tag für Tag ertrug sie diese Situation, gelähmt und unfähig, irgendetwas zu ändern. In der Hoffnung, etwas zu bewegen, versuchte sie diverse Therapien. Es vergingen ein paar Wochen, bis Jennifer begann, ihre Gefühle wahrzunehmen. Ab da ließen sich die Pferde von ihr berühren.

Eines Morgens an einem kühlen Frühlingstag, an dem die Sonne strahlend an einem hellblauen Himmel stand, hatte Jennifer mir berichtet, dass sie ihren Sohn gebeten hatte, ihr bei einer Bewerbung zu helfen. Dieser fühlte sich von seiner Mutter genervt und „rastete" nach Jennifers Worten völlig aus. Nachdem meine Patientin Kimberly geputzt hatte, bot ich ihr an, mit der Stute am Boden zu arbeiten. Ich ging mit ihr und dem Pferd in die Reithalle und erläuterte ihr mein beliebtes Eckenspiel. Entgegen meiner Erwartungen begann die Stute, wie von der Tarantel gestochen durch die Halle zu rasen. Jennifer versuchte halbherzig, Kimberly in die Ecke zu dirigieren. Jedes Mal, wenn das Pferd an Jennifer vorbeirannte, hob diese den orangefarbenen Stick - ohne jede Wirkung.

„Jennifer, darf ich Ihnen kurz helfen? Ich würde Ihnen gerne zeigen, wie Ihre Körpersprache aussehen müsste." Ich nahm den Stick, ging mit aufgerichtetem Oberkörper und einer Bündelung von Energie auf Kimberly zu. Das Pferd rannte sofort in die Ecke. Dort stand sie mit erhobenem Schweif, bereit, auszubüxsen. Als die Stute losspurten wollte, sprang ich blitzschnell zur Seite und schnitt ihr den Weg ab. Sie stoppte und versuchte es an der anderen Seite. Wieder sprang ich ganz schnell in ihre Richtung und hielt den Stick wie eine Barriere vor das Pferd. Das Tier wich zurück. Ich wechselte blitzschnell von links nach rechts, ohne die Stute an mir vorbei zu lassen. Dann endlich stand das Pferd entspannt in der Ecke und leckte sich die Lippen. Nun konnte ich hingehen und Kimberly über die Stirn streicheln. Das Tier war froh, dass die Jagd ein Ende hatte und sie sich mir als „Leitstute" vertrauensvoll anschließen konnte.

„Jennifer, wollen Sie es noch mal versuchen?"

Jennifer kam sofort zu mir, nahm den Stick. Diesmal funktionierte es. Kimberly ließ sich von Jennifer in die vorgesehene Ecke dirigieren und schloss sich ihr danach vertrauensvoll an.

„Jennifer, haben Sie die Situation wiedererkannt? Kimberly hat Ihnen Ihre Situation vorgespielt. Sie war Ihr Sohn, der ausrastet, und Sie stehen hilflos daneben. Hatten Sie zu Beginn Angst, als das Pferd so gerast ist?" Ich konnte mir nicht vorstellen, dass jemand, der nichts mit Pferden zu tun hat, in dieser Situation keine Angst gehabt hätte. Aber Jennifer hat man nichts dergleichen angesehen.

„Ja, hatte ich", antwortete sie genauso emotionslos wie immer.

„Und warum sind Sie dann stehen geblieben?"

„Ich dachte, ich muss das jetzt aushalten." Jennifer sagte das, als sei es das normalste auf der Welt, dass man stehen bleiben muss, wenn ein Pferd in einem rasanten Tempo auf einen zugestürmt kommt.

„So ist alles in Ihrem Leben. Sie denken, Sie müssen alles aushalten. Ihre Ehe, Ihren Job und dass Ihr Geliebter seine Frau nicht verlassen will. Dazu noch die Wutausbrüche Ihres Sohnes. Aber Ihr Sohn braucht Grenzen, nur dann kann er Sie ernst nehmen, nur dann kann er Ihnen vertrauen. Wenn Sie möchten, können wir an dieser Stelle weiter arbeiten. Sie können lernen, zu Ihren Gefühlen zu stehen, sich durchzusetzen und Dinge zu verändern."

„Ja, das würde ich sehr gerne tun", stimmte Jennifer zu.

Kimberly hatte komplett das Leben von Jennifer gespiegelt. Sie konnte durch dieses Erlebnis die Situation mit ihrem Sohn reflektieren. Mit Kimberly und mir arbeitete Jennifer weiterhin in der pferdegestützten Therapie an ihren Themen und setzte diese teilweise in ihrem Alltag um. Sie begann damit, sich einen neuen Job zu besorgen. Sie ging zu Vorstellungsgesprächen und arbeitete zur Probe. Sie spielte mit dem Gedanken, ihren Mann zu verlassen und sich eine Wohnung zu suchen. Am Ende unserer Therapie hatte Jennifer wesentlich mehr Ziele und auch mehr Selbstbewusstsein. Ihre Ausstrahlung hatte sich sehr verändert. Sie kam nicht mehr wie ein lächelnder Teenager, sondern wie eine erwachsene Frau auf mich zu.

Klara

Als Klara das erste Mal zu einer Therapiestunde kam, begleiteten sie ihr Ehemann und ihre dreijährige Tochter. Die kleine Familie fuhr in einem blauen VW Passat vor meinen Stall. Ich dachte zuerst, sie wollten alle zu mir. Die Drei machten auf mich den Eindruck, als handelte es sich hier um eine Familie, die zusammenhielt. Der Mann ließ seine Frau aussteigen und fuhr sofort wieder weg, um die Therapiestunde nicht zu beeinflussen beziehungsweise zu stören. So sah es zumindest auf den ersten Blick aus.

Klara war eine zierliche, sehr jugendlich wirkende Frau mit langen, hellblonden Haaren, die ihr offen über die schmalen Schultern fielen.

Ihre himmelblauen Augen schauten ein wenig ängstlich und unsicher, was sie durch ihre lässige schwarze Kleidung zu verstecken versuchte.

Meine Pferde waren neugierig an den Zaun des Paddocks getreten, um zu schauen, wer da zu Besuch kam und ob derjenige eine Mohrrübe oder ein Stück trockenes Brot dabei hatte.

Kenja war wie immer die erste in der Reihe. Einen halben Meter dahinter stand Kimberly, ein kleines Stück weiter Samurai.

Als ich Klara fragte, welches der drei Pferde sie sich aussuchen würde, antwortete sie ohne zu zögern: „Den Schwarzen da!"

Ein mulmiges Gefühl, so ein Gefühl, als ziehen sich einem die Nerven des Solarplexus zusammen, stieg in mir auf. Auf Klaras Verordnung stand neben posttraumatischer Belastungsstörung schwere Depression und eine Borderline-Störung. Zwar bin ich nicht der Mensch, der nach Diagnosen arbeitet, ich mache mir immer gerne selbst mein eigenes Bild. Jedoch die Diagnose posttraumatische Belastungsstörung und die Wahl des schwarzen Pferdes waren für mich absolut stimmig.

Da es Klaras erste Stunde war und ich sie anhand der ärztlichen Diagnose und meiner Vorahnung nicht sofort mit ihrer Geschichte konfrontieren wollte, holte ich meinen imposanten Samurai aus dem Paddock und band ihn in Klaras Nähe fest. Ich bemerkte, wie Klara zurückwich und einen Schritt zur Seite ging.

„So Klara, das hier ist Samurai. Samurai, das ist Klara. Sie möchte gerne mit dir arbeiten. Klara, machen Sie sich bekannt, in der Zwischenzeit hole ich die Putzkiste."

„Hallo Samurai!" Ein wenig schüchtern ließ Klara ihre Hand über Samurais Hals gleiten. „Wie weich der sich anfühlt, ist ja toll."

„So, hier ist seine Kiste. Am besten, Sie beginnen mit dem Striegeln und rubbeln ihn in kreisförmigen Bewegungen ab." Ich gab ihr den schwarzen Gummistriegel, ein ovales Teil mit Noppen ringsherum, und zeigte ihr, wie sie das Pferd damit pflegen sollte. Doch als Klara beginnen wollte, tänzelte Samurai sofort ganz aufgeregt. Er stieß zudem einen ohrenbetäubenden Schrei aus. Als Wiehern konnte man das nicht mehr bezeichnen. Es klang furchteinflößend.

Klara wich zurück. „Jetzt habe ich aber Angst."

„Was macht Ihnen Angst?"

Klara sah mich mit ihren großen blauen Augen verständnislos an. „Er macht mir Angst, er ist so groß und furchteinflößend!"

„Sind Sie gerade sehr aufgeregt oder vielleicht auch wütend, Klara?"

„Keine Ahnung, ich spüre nichts." Ihre Stimme klang monoton.

„Aber Sie haben doch jetzt Angst?"

„Ja, aber nur, weil er so wild ist." Klaras Augen fingen an zu glänzen, Tränen füllten sie.

„Das macht Sie sehr traurig?"

„Ja, ich hatte mich auf die Reittherapie gefreut und dann reagiert er so."

„Er spiegelt Ihre Seele, Klara. Er zeigt Ihnen die Gefühle in Ihnen, die Sie nicht imstande sind, zu fühlen. Sie haben durch die vielen Verletzungen, die Sie erlebt haben, eine dicke Mauer um sich herum gebaut. Diese Mauer hat Ihnen geholfen, zu überleben. Aber diese Mauer bewirkt auch, dass Sie keine Freude mehr empfinden können. Erst, wenn Sie es zulassen, Ihre Gefühle zu spüren, werden Sie die Leere in Ihrem Körper und in Ihrem Kopf verlieren."

„Das erinnert mich an bestimmte Situationen in meinem Leben." Klara machte eine kurze Pause. Sie wirkte verwirrt. „Er ist so stark. Ich fand ihn so toll, doch jetzt macht er mir Angst. Das kommt mir irgendwie bekannt vor. Männer, die mich beeindrucken, entpuppen sich hinterher oft als Schläger. Und Männer, die nur das Beste für mich wollen, finde ich langweilig." Und dann begann sie, von den vielen seelischen und körperlichen Wunden, die sie durch Männer erfahren hatte, zu erzählen. Klara war im Heim aufgewachsen und wurde dort sexuell missbraucht. Ihr Leben glich einer Odyssee von Verletzungen und Vernachlässigungen. Sie hatte in ihrem kurzen Leben schon drei Abtreibungen und drei Lebendgeburten hinter sich. Eins der drei Kinder war in einer Pflegefamilie, eins bei ihrem Exmann und eines war das Mädchen, das ich zuvor im Auto gesehen hatte. Ihr Mann war für sie ein Versager, den sie nur geheiratet hatte, um an sein Haus heranzukommen. „Sie halten mich jetzt bestimmt für total abgebrüht. Bin ich ja wohl auch."

Während sie das sagte, bemerkte ich wieder eine intellektuelle Verzweiflung, jedoch auch hier von Emotionen keine Spur.

„Nein, ich halte Sie nicht für abgebrüht. Ich finde es sehr mutig, dass Sie so ehrlich sind. Und ich werde Sie auch nicht dafür verurteilen, dass Sie ehrlich sind."

„Ich will ja etwas ändern und wenn ich Sie anlüge, habe ich nichts davon."

„Nein, Sie können mich anlügen und alle anderen auch, aber sich selbst und die Pferde können Sie nicht anlügen, denn Sie und auch die Tiere kennen die Wahrheit."

Wir sprachen eine Weile über ihre Vergangenheit und ihre Ehe, die sich als Farce entpuppte, als ich ihr vorschlug: „Klara, was halten Sie davon, ein anderes Pferd zu nehmen? Wie gefällt Ihnen die Schimmelstute? Sie heißt Kenja und sie wird Sie lehren, für Ihre eigene Sicherheit zu sorgen."

Wir einigten uns darauf, mit Kenja weiterzuarbeiten. Kenja, meine brave Stute, war für mich eine Art Mutter der traumatisierten Frauen. Sie schien ein Feingefühl dafür zu haben, wie sie mit den verletzten Gefühlen der Menschen, die sie betreute, umzugehen hatte. Nie hatte ich bei ihr erlebt, dass sie auf eine der Frauen in irgendeiner Form aggressiv reagiert hätte. Umso erstaunter war ich, als Kenja Klara mit angelegten Ohren böse ansah. Klara hatte keine Chance, auch nur einen halben Meter auf Kenja zuzugehen. Die Stute sah so angriffslustig aus, dass wir keinen Moment daran zweifelten, dass sie ihre Drohung in die Tat umzusetzen würde, würde Klara es wagen, sie zu berühren.

Da Pferde Fluchttiere und keine Raubtiere sind, konnte ich davon ausgehen, dass sich das Tier durch meine Patientin massiv bedroht fühlte. Aber die zierliche Frau mit dem blonden Engelshaar und den strahlend blauen Augen sah alles andere als gefährlich aus. Was hatte dieses sanfte Pferd dermaßen in Rage gebracht?

„Klara, was ist mit Ihnen? Was denken Sie, warum Kenja so auf Sie reagiert?"

Die Antwort klang enttäuscht. „Sie mag mich nicht!"

„Klara, Pferde unterscheiden nicht zwischen mögen und nicht mögen. Wenn Kenja die Ohren anlegt, dann weil sie Ihre Gefühle spiegelt. Sie scheinen innerlich sehr aggressiv zu sein. Ich könnte mir auch vorstellen, dass Sie allen Grund dazu haben, wütend zu sein. Spüren Sie Ihre Wut?"

„Nein, da ist nichts. Ich fühle nichts."

Diese Aussage klang sehr ton- und wirklich emotionslos. Ich spürte, dass sie recht hatte. Die Wut war so tief versteckt, dass nur das sensible Pferd sie spüren konnte. Für Klara selbst und auch für mich war sie nicht greifbar.

„Als ich in der Klinik war, hat der Arzt zu mir gesagt, er könne sich vorstellen, dass ich irgendwann mal jemanden umbringen würde. Das fand ich ganz schön hart."

Diese schockierende Aussage klang genauso emotionslos wie alles, was Klara bisher erzählt hatte.

„Wenn ich mir Kenjas Reaktion ansehe und mir vorstelle, dass es sich hierbei um Ihre unterdrückte Wut handelt, ist es durchaus denkbar, dass es Ihnen irgendwann zu viel wird. Wenn dann das Fass überläuft, kann es zu solchen Reaktionen kommen. Wenn der Arzt das gespürt hat, kann ich seine Aussage verstehen", versuchte ich ihr vorsichtig zu erklären. Ich wusste, meine Antwort erschreckte sie, aber ich wollte genauso ehrlich zu ihr sein, wie sie es zu mir war.

„Das war jetzt ganz schön hart. Ich fand die Aussage von dem Arzt schon recht heftig, aber dass Sie jetzt das Gleiche noch einmal sagen, schockiert mich doch." Sie schien sehr aufgeregt zu sein, aber auch das war wieder nur eine Ahnung. Ihre Worte klangen so monoton, als würde sie mir gerade darüber berichten, dass es in England mal wieder regnet.

„Klara, ich habe nicht gesagt, dass Sie es tun werden. Ich habe nur gesagt, dass ich verstehen kann, dass der Arzt diese Gedanken hat. Das ist ein riesengroßer Unterschied. Sie kommen ja jetzt hierher und wollen etwas verändern. Sie wollen lernen, Ihre Emotionen zu spüren. Wir müssen das nur langsam machen, damit Sie nicht von dem riesigen Gefühlsstau, der in Ihnen verborgen ist, wie von einer Lawine überrollt werden, denn das könnte dann zu viel werden. Also müssen wir sehr behutsam damit umgehen, wenn wir Ihre verborgenen Emotionen wieder hervorholen."

Klara nickte, und ich war mir nicht wirklich sicher, ob ich diese Lawine tatsächlich aufhalten konnte. Aber ich musste es versuchen! Hier war ein Mensch, der Vertrauen zu mir gefasst hatte. Eine junge Frau, die so ehrlich war, dass man nur den Hut vor ihr ziehen konnte. Ich wollte es versuchen! Ich wollte ihr die Chance geben, ihre Gefühle kennen und akzeptieren zu lernen. Sie konnte jederzeit abbrechen, wenn sie es sich anders überlegte. Sie hatte die Wahl.

Klara kam wieder. Wir arbeiteten ein paar Monate gemeinsam und tasteten uns an ihre versteckten Emotionen heran. Klara gewann langsam Vertrauen und berichtete über die für sie unerträglichen Familienverhältnisse. Dabei war es so, wie sie lebte, wahrscheinlich für die Mehrzahl der Frauen ein Sechser im Lotto. Ihr Mann liebte sie abgöttisch, ihre Schwiegereltern akzeptierten sie so, wie sie war. Das Ganze schien eine perfekte Familie zu sein. Und genau das war es, was Klara nicht ertragen konnte - die Idylle dieser Familie.

„Ich kenne so etwas nicht. Der Freund meiner Mutter hat mich vergewaltigt, während sie, ohne etwas zu tun, daneben stand. Ich bin im Heim groß geworden. Jedes Jahr zu Weihnachten saß ich alleine mit meiner Betreuerin da. Alle anderen wurden abgeholt, nur ich nicht. Und jetzt soll ich hier heile Welt spielen? Dieses familiäre Getue kotzt mich an. Ich fühle mich wie ein Vogel in einem goldenen Käfig." Sie klang verzweifelt, als sie diese Worte aussprach. Mit den Wochen, die wir gemeinsam verbracht hatten, waren auch ein Teil ihrer Emotionen zurückgekehrt. Die Pferde konnten Klara mittlerweile gut aushalten, da sie nicht mehr so darauf bedacht war, ihre Gefühle zu verstecken.

„Sie kennen es nicht, deshalb macht es Ihnen Angst. Das ist nur verständlich. Sie haben gelernt, dass Familie etwas ist, wo jeder das tut, was er will. Und nun sind Sie in einer Familie, in der es Regeln gibt - nicht unbedingt schlechte oder beengende, jedoch Regeln und Grenzen. Für jemanden, der das nie kennengelernt hat, ist das sehr beängstigend und er kann es auch als Einengung empfinden."

„Ja, ich fühle mich damit total überfordert. Am liebsten würde ich abhauen."

Ich arbeitete mit Klara in den nächsten Wochen daran, dass sie ihre Gefühle zulassen konnte. Es war ein harter Weg für sie. Inzwischen hatte Klara ihr Herz für Kimberly entdeckt. Eine Art Zuneigung war zwischen den beiden entstanden. Wir hatten begonnen, Klaras Gefühle für Nähe und Distanz zu erarbeiten. Klaras Leben hatte sich in den letzten Wochen stark verändert. Sie hatte wieder Kontakt zu einem jungen Mann aufgenommen, den sie während eines Klinikaufenthaltes im letzten Jahr kennengelernt hatte. Kai hatte nach ihren Aussagen eine nicht ganz einfache Persönlichkeit und litt ebenfalls unter Depressionen. Eine schwierige Konstellation, die für beide zum Verhängnis werden konnte, da sie sehr instabil waren. Klara und Kai trafen sich meist an den Wochenenden. Sie konnten gut miteinander reden und hatten Sex - nach Klaras Auffassung eine rein rationale Beziehung. Gefühle hatte sie nur freundschaftliche für ihn.

„Ich hoffe nur, dass er sich nicht in mich verliebt hat. Das kann ich gar nicht gebrauchen", sagte sie mit einem leichten Grinsen. Ihre Augen leuchteten, wenn sie von ihm sprach.

„Klara, Sie sind in den letzten Wochen total aufgeblüht. Auch die Pferde merken das. Kimberly ist immer richtig entspannt, wenn sie von Ihnen geputzt wird. Kann es sein, dass da doch eine Art Verliebtheit ist?"

„Nein, ich bin nicht verliebt. Er ist ein guter Freund." „Ein guter Freund, mit dem man schläft? Wie ist denn das für Sie?"

„Ist okay." Wieder grinste sie schelmisch.

Ich hatte diese junge hübsche Frau lange Zeit nicht so fröhlich gesehen. Die Beziehung schien ihr dabei zu helfen, näher an ihre Gefühle zu kommen. Oder war das Ganze vielleicht auch das Ergebnis der Pferdetherapie?

„Haben Sie Lust, ein Experiment zu machen?"

„Ja klar, was für eins?"

„Ich möchte mal sehen, wie es bei Ihnen mit der Nähe aussieht. Wie viel Sie aushalten können."

Nachdem Kimberly fertig geputzt war, gingen wir drei gemeinsam in die Reithalle.

„So Klara, suchen Sie sich mal eine Ecke von der Halle und denken Sie sich, Kimberly wäre Kai. Wie viel Raum würden Sie ihm zugestehen?

Diesen Raum teilen Sie dann mit einer Linie, die Sie mit Ihrem Fuß in den Sand ziehen, ab." Klara begann eine winzige Ecke auszuwählen.

„So?", fragte sie etwas unsicher.

„Na, ein bisschen größer sollte es doch wohl sein, oder?" Klara lächelte ein wenig verlegen. „Na gut, wenn es sein muss." Nun vergrößerte sie das Dreieck, so dass es an jedem Schenkel circa fünf Meter wurden. „Und jetzt?" Klara sah mich erwartungsvoll an.

„Jetzt schicken Sie Kimberly mit Hilfe Ihrer Körpersprache, ohne sie zu berühren, in dieses Terrain."

Klara nickte und ging auf Kimberly zu. Klaras Körpersprache war wirklich sehr ausdrucksstark. Das Pferd ging, ohne zu zögern, vor Klara her und ließ sich von ihr nur durch Gestiken in den für sie vorgesehenen Raum führen. Was nun folgte, war ganz typisch für Klaras Verhalten. Wie ein Wachhund ging sie entlang der gezogenen Linie auf und ab. Sie wirkte dabei auf mich wie ein Soldat - immer auf der Hut, den Feind nicht aus dem Auge zu lassen.

„Klara, Sie sollen Kimberly jetzt nicht bewachen. Haben Sie Vertrauen und gehen Sie ruhig weg von ihr. Sie sollen sie zwar im Auge behalten, aber unauffällig." Ich spürte, wie schwer es ihr fallen musste. Traumatisierte Menschen haben große Probleme damit, etwas oder irgendjemandem den Rücken zuzudrehen. Zu groß ist die Gefahr, von hinten angegriffen zu werden. Klara bemühte sich jedoch, das zu tun.

„Sehr schön, Klara. Schauen Sie, Kimberly bleibt da. Sie hat Sie akzeptiert. Nun gehen Sie zu ihr hin und streicheln sie mit der Hand über ihre Stirn. Dann gehen Sie langsam vor ihr her."

Klara tat es. Kimberly trottete hinter ihrer neuen Herdenführerin her.

„Super, Klara. Was fühlen Sie jetzt?"

Im Gegensatz zu meinen bisherigen Patienten, die meist von einem neu gewonnenem Glücksgefühl gesprochen hatten, antwortete Klara: „Jetzt hab ich ihn wieder an der Backe." Sie sah gar nicht glücklich aus. Wir hatten in diesem Fall die Beziehung zu Kai nachgestellt. Deshalb sprach Klara von „IHM" und nicht von Kimberly.

„Es ist Ihnen zu viel Nähe, nicht wahr?"

„Ja!" Es hörte sich wie ein Schluchzen an.

„Macht Sie das traurig?", tastete ich mich vor.

„Ja", mehr kam nicht von ihr.

„Okay, Klara, in der nächsten Zeit werden wir daran arbeiten, dass Sie mehr Nähe ertragen können. Erst einmal vom Pferd und später von Ihrer Umwelt."

In den nächsten Therapieeinheiten arbeiteten wir an dieser Problematik weiter. Klara machte Fortschritte. Sie lernte mit Hilfe von Kimberly, mehr Nähe zuzulassen und Vertrauen aufzubauen. Sie lernte, ihre Gefühle, soweit es ging, auszuhalten, wobei es auch zu Rückschritten kam, in denen sie sich zu Hause den Kopf mit Rauschmitteln zudröhnte, um überleben zu können.

Eine Entscheidung über ihre Ehe hatte sie noch nicht getroffen. Da ihr Mann für sie keine Stütze war, hatte sie keinen Respekt vor ihm. Er agierte so, als lebte er in einer Scheinwelt, die er auf keinen Fall verlassen wollte. Er fuhr seine Frau zu ihrem Geliebten und ignorierte, dass es sich nicht um eine rein platonische Freundschaft handelte. Diese ganze Situation war im Grunde untragbar. Bei den Pferden hatte Klara zwar eingesehen, dass ein starker Mann nicht unbedingt zu ihrem Schutz da war, aber vor ihrem Mann hatte sie einfach keine Achtung. Aufgrund ihrer Vergangenheit hatte sie keine Familienstrukturen kennengelernt, und Klara wollte nicht mit einer Lüge leben. Ihrem Mann jedoch die Wahrheit zu sagen und dann auf eigenen Füßen zu stehen, bereitete ihr noch zu viel Angst. Dafür war es zu früh. Klara musste erst einmal so viel Vertrauen zu sich selbst aufbauen, dass sie in der Lage sein würde, für sich und für ihre kleine Tochter zu sorgen. Doch zuerst musste sie lernen, die Nähe von anderen Menschen und vor allem die ihres Kindes auszuhalten. Bis dahin war es ein weiter Weg. Dennoch war Klara eine sehr intelligente und motivierte Frau. Sie wollte ihr Leben ändern. Ich war entschlossen, sie mit meinen Pferden weiter auf ihrem Weg zu begleiten.

In den folgenden Monaten arbeiteten wir weiter. Klara lernte, ihre Gefühle wahrzunehmen. Sie entwickelte sich zu einem Menschen, der lachen und weinen konnte. Das Weinen war eine Erfahrung, die sehr schmerzhaft für Klara war, doch sie hatte erkannt, dass auch der

Schmerz zum Leben gehört. Nachdem wir ein gutes dreiviertel Jahr gemeinsam an den Gefühlen und den Zielen für Klara gearbeitet hatten, war sie endlich in der Lage, eine Entscheidung zu treffen.

Klara hatte es in dieser Zeit geschafft, zu Kimberly eine Beziehung aufzubauen. Sie konnte mittlerweile die Nähe des Pferdes gut tolerieren. Klara hatte zum Beispiel mit Kimberly in der Reithalle ein Nähe-Distanz-Spiel gespielt. Sie ging einfach vor der Stute her und konnte es diesmal erstaunlich gut aushalten, dass das Tier ihr so dicht folgte.

„Wie geht es Ihnen heute?", fragte ich.

„Ich könnte heute nur kuscheln. Ich finde es toll, dass sie mir folgt."

„Können Sie das heute besser aushalten?"

„Ja", sagte Klara leise.

„Es ist wirklich viel passiert in den letzten Monaten, nicht wahr? Wenn Sie überlegen, wie es Ihnen am Anfang ging!" Ich war wirklich beeindruckt von diesem Erfolg. Dann sah ich Klara weinen.

„Klara, weinen Sie?" Sie bestätigte es. „Kommen Sie mal zu mir, Klara, und nehmen Sie Kimberly ruhig mit." Ich zeigte mit der Hand auf den Platz neben mir. Ich saß auf einer halbrunden Holzbank und hatte den beiden zugesehen. Klara setzte sich neben mich.

„Was macht Sie denn so traurig?", fragte ich vorsichtig. „Es sind die Gefühle. Ich konnte das vorher alles gar nicht spüren und jetzt ist so viel da." Sie war überwältigt von ihren Emotionen.

„Wie ist es denn mit Ihrem Mann?", fragte ich weiter.

„Wir haben uns darauf geeinigt, dass wir uns trennen. Aber ich werde ihn nicht ausnutzen, er hat es mit mir schon schwer genug gehabt." Sie klang traurig und überzeugt davon, dass sie ein schlechter Mensch sei.

„Klara, sagen Sie nicht immer, dass er es so schwer mit Ihnen hatte. Sie haben sich Ihre Krankheit nicht ausgesucht, und Ihr Mann ist erwachsen. Er kann seine eigenen Entscheidungen treffen." Es machte mich wütend, dass Klara immer nur die Schuld bei sich suchte. Natürlich war es bestimmt nicht einfach, mit ihr zu leben, aber jeder Mensch hat einen freien Willen. Niemand hatte ihren Mann gezwungen, bei Klara zu bleiben, und vor allem, ihr alles durchgehen zu lassen. Er war nicht in der Lage, ihr die Grenzen zu setzen, die sie brauchte. Das war nicht nur ausschließlich Klaras Schuld. Wenn man hier überhaupt von Schuld sprechen konnte.

„Was haben Sie sich denn vorgestellt?" Ich hatte Sorge, dass sie den Boden unter den Füßen verlieren könnte und auf der Straße landen würde.

„Ich ziehe erst mal in die Wohnung nebenan. Wir müssen halt mit dem Geld ein wenig sparen, aber das wird schon gehen." Klara und ihr Mann besaßen noch eine Wohnung, gleich neben ihrem Haus, die zur Zeit vermietet war.

„Ich warte dann auf das ambulant betreute Wohnen." Sie klang recht strukturiert.

„Ja, stimmt, und danach wollten wir uns um einen Platz in der Tagesstätte kümmern", entgegnete ich.

Klara hatte einmal während einer Therapiestunde zu mir gesagt: „Mein Traum war es immer, nach Amerika zu gehen und therapeutisches Reiten mit Kindern zu machen." „Warum muss es denn Amerika sein? Man soll immer an seine Träume glauben. Vielleicht wird es was in Deutschland. Ich könnte Hilfe auf dem Hof gebrauchen und wer weiß, vielleicht können wir später gemeinsam Gruppen leiten."

Dieses Thema war nun wieder präsent. Ich hatte vor, ein Arbeitsprojekt in Kooperation mit unserer Tagesstätte auf dem Hof zu leiten. Sollte Klara einen Platz in der Tagesstätte bekommen, könnte sie im Rahmen des Arbeitsprojektes bei mir auf dem Hof arbeiten.

Mit der Trennung hatte Klara eine wichtige Entscheidung getroffen. Die Entscheidung, für sich und für ihre Tochter die Verantwortung zu übernehmen. Sie war auf einem guten Weg.

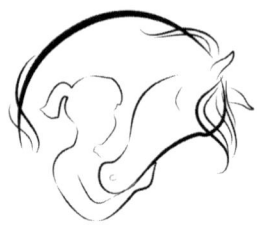

Weitere Fallbeispiele aus dem Therapiealltag

Dass Pferde den Menschen lieben und alles dafür tun, von ihm geliebt und akzeptiert zu werden, zeigen auch die nachfolgenden Beispiele. Wenn man sich darauf einlässt, ist ein Pferd ein gleichwertiger Partner. Dieses edle Tier setzt seine ganze Liebe und sein Vertrauen in uns Menschen, wenn es sich als Partner und Freund fair behandelt fühlt.

Nina und Sieta Diana

Als ich Nina kennenlernte, war es mitten im Sommer. Überall roch es nach grünem Gras und bunten Blumen. Es war ein wunderbar warmer Sommer und ich fragte mich manches Mal, wie man bei so viel Sonnenschein depressiv werden konnte, da Sonnenschein bekanntlich das Ausschütten der Glückshormone forciert. Und trotzdem bestand wie in jeder anderen Jahreszeit kein Mangel an Patienten.

Nina war eine Frau mittleren Alters mit langen braunen Haaren, die sie sich streng nach hinten zu einem Zopf frisiert hatte. Ihre dunkelbraunen Augen und ihr zartes Erscheinungsbild wirkten auf mich sehr zerbrechlich. Nina litt unter Depressionen. Sie war schon eine Weile krankgeschrieben und wurde von einer meiner Kolleginnen betreut. Diese hatte die Idee, eine Reittherapie als gute Ergänzung zu den wöchentlichen Gesprächen durchzuführen. Nina hatte begeistert eingewilligt, hing doch ihr Herz, wie ich später erfuhr, an den Pferden.

Während einer Stunde ging ich mit Nina, die auf Kenja ritt, durch die Felder spazieren. Nina erzählte mir viel von ihrer Kindheit. Ihre Eltern hatten eine Gaststätte in einem anderen Ort, Nina musste jedoch in ihrem Heimatort bleiben. Anders war es damals nicht möglich. Nina hatte einen einzigen Freund, dem sie alle Sorgen, die man mit fünfzehn Jahren hat, anvertrauen konnte. Dieser Freund, der immer zuhörte und sie durch die Einsamkeit begleitete, war ein Haflinger. Eines Tages nach der Schule erwartete Nina ein traumatisches Erlebnis. Der Haflinger, ihr bester Freund und Mittelpunkt ihres jungen Lebens, war gestorben. Als Nina davon berichtete, liefen ihr die Tränen über das zarte Gesicht. Sie weinte so sehr, und ich spürte, dass sie den Schmerz über den Verlust des Tieres nie wirklich verarbeitet hatte. Und jetzt, hier in der heißen Sonne, auf dem Rücken der geduldigen Schimmelstute, erfuhr sie den Schmerz erneut.

„Nina, haben Sie je daran gedacht, sich ein neues Pferd zu kaufen? Ich habe das Gefühl, dass Sie den Verlust des Tieres nie ganz überwunden haben. Ich könnte mir vorstellen, dass ein Pferd einen enormen Beitrag zu Ihrer Heilung leisten könnte."

„Ja, das wäre mein Traum. Ich müsste mit meinem Mann sprechen. Aber ich kann mir das gut vorstellen. Mein Schwiegervater ist Landwirt. Platz für einen Stall hätten wir auch."

In der nächsten Stunde berichtete Nina freudig: „Mein Mann hat nichts dagegen. Er möchte das Pferd nur nicht so gerne zu Hause stehen haben, aber sonst ist er einverstanden. Er hat gesagt, wenn mir das gut tut, soll ich eins haben." Sie strahlte über das ganze Gesicht. „Ich bin so aufgeregt, ich habe schon im Internet gesucht."

„Das ist wirklich klasse. Aber lassen Sie sich Zeit bei der Suche. Es soll ja ein Freund fürs Leben sein. Da ist es wichtig, auch auf das Gefühl zu hören. Sie sollten zwar jemanden mitnehmen, der sich auskennt, aber wichtig ist, dass Sie Ihr Bauchgefühl entscheiden lassen. Was möchten Sie denn für ein Pferd? Gibt es einen Favoriten oder ist die Rasse egal?"

Nina sah zu meiner imposanten Friesenstute Xsarah rüber und sagte: „Ich möchte am liebsten einen Friesen. Aber die sind teuer, oder?"

Ich wiegte ein wenig mit dem Kopf hin und her. „Das ist Ansichtssache."

Meine Pferde waren alle sehr starke Persönlichkeiten. Das war teils angeboren, aber sicherlich auch zu einem gewissen Teil anerzogen. Meine Pferde durften ihre Meinung haben. Sie mussten gehorchen, jedoch nicht um jeden Preis. Das machte sie eben zu sehr selbstbewussten Pferden, die ich in erster Linie für die Therapie benötigte. Aber auch als Barockreiterin sitze ich lieber auf einem ausdrucksstarken Pferd mit Persönlichkeit als auf einem Duckmäuser, der nur so dahinläuft.

„Man muss suchen und Geduld haben. Wenn Sie das erstbeste Pferd kaufen wollen, sollten Sie bei einem Friesen mehr Geld veranschlagen. Wenn Sie sich jedoch Zeit lassen, finden Sie bestimmt das passende." Ich war von dem, was ich sagte, überzeugt. Es gab immer wieder Leute, die sich von ihren Pferden trennen mussten und einen guten Platz suchten, ohne das Hauptaugenmerk auf den finanziellen Gewinn zu legen. Kauft man jedoch bei einem guten Züchter, so wie ich es getan habe, wird es teuer.

Nina war wirklich sehr engagiert. Mittlerweile hatte sich Sandy, ihre Nichte – infiziert vom Pferdevirus und wie ihre Tante fest entschlossen, sich ein Pferd zu kaufen - angeschlossen. Die beiden durchforsteten das Internet und klapperten sämtliche Händler ab. Dann eröffnete mir Nina in einer weiteren Stunde ganz glücklich: „Wir haben unsere Traumpferde gefunden. Sandy hat sich eine Tinkerstute und ich habe mir einen braunen Wallach ausgesucht."

„Oh wirklich? Das ist ja toll. Ging ja dann doch recht schnell. Wo stehen die Pferde denn?"

Nina beschrieb mir den Händler, der mir gleich bekannt vorkam. Ich hatte mir dort schon zwei Mal Pferde angesehen. Da es sich aber meinem Empfinden nach nicht um einen seriösen Händler handelte, hatte ich beide Male von einem Kauf abgesehen. Ich berichtete Nina von meinen Bedenken.

„Das Pferd war sehr dünn", berichtete sie mir nun.

„Der Verkäufer hat aber gesagt, das kommt wieder."

„Nina, ganz ehrlich. Ich wäre da vorsichtig. Ich habe Ihnen doch erzählt, wie viel Sorgen ich mir immer um Samurai gemacht habe."

Als ich Samurai gekauft habe, war er ein Jahr alt. Er hatte direkt nach seiner Geburt einen Darmverschluss und musste notoperiert werden.

Die ganzen Jahre, in denen er bei mir aufwuchs, war er ein Sorgenkind. Immer sehr mager. Für das Geld, das ich an ihn verfüttert habe, um ihn einigermaßen auf einem erträglichen Gewichtslevel zu halten, hätte ich mir wahrscheinlich ein weiteres Pferd kaufen können.

„Das Pferd ist sechzehn Jahre alt. Die Papiere hat der Verkäufer verloren." Das war die nächste Aussage, die mir intuitiv sagte, dass hier etwas faul sei.

„Nina, vielleicht ist das Pferd auch schon über zwanzig und deshalb so dünn. Man verliert keine Papiere, das ist eine dumme Ausrede. Bitte denken Sie noch mal gut über einen Kauf nach." Ich machte mir wirklich Sorgen. Ich wollte nicht, dass sie ihre ganze Energie in diesen Pferdekauf steckte, um nachher mit einer Wiederholung ihres Schicksals konfrontiert zu werden. Doch ich sorgte mich grundlos.

„Der hat auch so einen seltsamen Knoten am Hals gehabt, fällt mir jetzt wieder ein."

„Vielleicht hat er einen Tumor und ist deshalb so dünn. Wollten Sie nicht ursprünglich einen Friesen?"

Nina wurde nachdenklich. „Ja, Sie haben recht. Eigentlich ist mein Traumpferd ein Friese."

„Dann sollten Sie weiter danach suchen. Sie haben jetzt die Chance, sich Ihr Traumpferd zu suchen. Vielleicht dauert es noch ein wenig, bis Sie es finden, aber Sie sollten nicht irgendein Pferd kaufen. Wichtig ist, dass Sie auf Ihr Bauchgefühl achten. Wenn Sie schon damit beginnen, Entschuldigungen zu suchen wie: »Na ja, er nimmt schon noch zu« oder »Es ist zwar kein Friese, aber es ist ja auch ein ganz nettes Pferd«, dann wird das keine glückliche Beziehung. Wenn Sie heiraten oder nur eine Beziehung eingehen, sollten Sie Ihren Mann ja auch aufrichtig lieben." Und so erklärte ich ihr genau das, was ich durch meine vielen Pferdebeziehungen erfahren hatte. Eine Pferdebeziehung hatte nur Bestand, wenn sie von einem aufrichtigen Gefühl geprägt wurde.

„Wenn Sie sich einen Mann aussuchen, weil Sie glauben, er könnte der Richtige sein, weil er zum Beispiel gut verdient oder gutmütig ist, dann ist diese Beziehung zum Scheitern verurteilt. Ganz einfach deshalb, weil das Gefühl fehlt. Und so ist es beim Pferdekauf. Es muss Liebe auf den ersten Blick sein, von mir aus auch auf den zweiten, aber es muss Liebe sein!"

Nina hatte mir die ganze Zeit gut zugehört. Ihre zarte Stirn hatte sich leicht in Falten gelegt. „Ja, Sie haben Recht. Es wäre sicher ein Fehler. Ich werde doch nach einem Friesen schauen."

Eine weitere Woche später erzählte mir Nina, sie hätte eine Friesenstute im Internet gefunden und sähe sie sich am Nachmittag an.

„Ich bin total aufgeregt!" Ihre Augen leuchteten, während sie Xsarah ansah. „Ich bin so froh, dass wir noch mal gesprochen haben. Ich weiß jetzt, was ich will. Ich will einen Friesen!"

Nochmals eine Woche später war der Pferdekauf vollbracht. Stolz zeigte Nina mir Bilder auf ihrem Handy. Sieta Diana hieß die prachtvolle fünfjährige Friesenstute. Nina war so glücklich, dass sich ihre Freude auch auf mich übertrug.

Während der folgenden Therapieeinheiten arbeiteten wir gemeinsam mit Kenja am Boden, um Ninas Persönlichkeit weiter zu stärken und ihr Training in der Bodenarbeit zu vermitteln. Sieta Diana war nämlich noch nicht eingeritten. Nach einigen Wochen hatte Nina sich sehr gut stabilisiert. Sieta Diana hatte ihrer neuen Besitzerin so viel Lebensfreude und Kraft zurückgegeben, dass wir beschlossen, die Therapie vorerst zu beenden.

Der Feind in ihrem Bett

Maria kam an einem warmen Sommernachmittag mit ihrem knallroten VW Käfer zu mir und meinen Pferden gefahren. Sie war eine große hübsche Frau mit dicken, schwarzen, krausen Haaren, die sie mit einem breiten Zopfgummi aus himmelblauem Samt zu bändigen versuchte. Sie war ein südländischer Typ, hatte aber eine erschreckend bleiche Gesichtsfarbe und wirkte äußerst kraftlos. Schon bei der Vorstellung spürte ich intuitiv, ein klärendes Gespräch vorab wäre besser als ein direkter Einstieg in eine pferdegestützte Therapiestunde.

Maria war einverstanden. „Ich liebe Tiere, das habe ich Ihrer Kollegin erzählt", begann sie. „Ich habe zu Hause noch einen Hund und eine Katze. Die Katze habe ich in einer Mülltonne gefunden. Ich ging dort vorbei und es miaute aus der Tonne. Da habe ich hineingesehen. Es lagen vier Katzenbabys drin. Drei habe ich ins Tierheim gebracht und den kleinen schwarzen Kater behalten. Schwarz ist meine Lieblingsfarbe, wie man unschwer erkennen kann." Während sie das sagte, zeigte sie auf ihre schwarzen Klamotten und ein breites Grinsen erschien auf ihrem Gesicht.

Ich fragte mich, was mit ihr los war. Sie machte einen so zerbrechlichen Eindruck, sprach jedoch selbstbewusst und wirkte sehr stark. Wir gingen gemeinsam auf die Weide und setzten uns an den Rand des Zauns, um die grasenden Pferde zu beobachten. Maria berichtete, sie habe in den letzten Wochen sehr wenig gegessen. Sie erzählte von ihren beiden Kindern, Tieren und ganz nebenbei von ihrem Lebensgefährten. Beim Kennenlernen ihres Partners dachte sie, dieser Mann würde sie lieben, achten und beschützen. Mit dem Geld der beiden sah es nicht gut aus. So machte dieser Mann den Vorschlag, dass Maria mit ihren langen schwarzen Locken und ihrer karibischen Ausstrahlung doch leicht ein paar Euro dazuverdienen könnte. Genügend Männer seien bereit, ein kleines Vermögen zu zahlen, nur um einmal mit einer Latina die Nacht oder auch nur ein paar Stunden zu verbringen.

Während ich Maria zuhörte und eine richtige Gänsehaut bekam, hatte ich das Gefühl, die Frau erzählte mir gerade, dass sie letzte Woche einen Einkaufsbummel gemacht hatte. Es waren keinerlei Emotionen zu erahnen, während sie sprach. Neugierig, wie meine Pferde nun mal sind, kamen sie gemütlich, dennoch zielstrebig auf uns zu.

„Maria, wenn Ihnen das Angst macht, sagen Sie Bescheid. Wir können jederzeit hinter den Zaun gehen." Die Pferde kamen immer näher. Selbst ich, als Pferde-Profi und an den Umgang mit den großen Geschöpfen gewohnt, verspürte ein gewisses Unwohlsein dabei, so umzingelt zu werden.

Erstaunlicherweise sagte Maria: „Nein, ich habe keine Angst, es ist alles okay."

Das haute mich schlichtweg aus den Schuhen. Ich hatte mit allem, aber nicht damit gerechnet. „Maria, das ist nicht gesund. Eine gewisse Portion Angst oder Vorsicht gehört zum Leben dazu. Man muss nicht immer den starken Mann oder besser die starke Frau markieren. Es könnte auch Gefahr bedeuten. Sind Sie sich dessen nicht bewusst?" Ich war wirklich sehr erschrocken über diese Art von „Stärke."

„Vor Tieren hab ich keine Angst. Ich habe mich in der Hundeschule mal vor einen wütenden Kampfhund gestellt. Er hat angehalten."

Ich war entsetzt. „Maria, das hätte aber schief gehen können. Spüren Sie Ihre Angst nicht? Jeder Mensch hat Angst. Das ist ein Alarmsignal oder eine Schutzfunktion der Natur. Es sei denn, jemand oder etwas hat diese ausgeschaltet."

Als ich das ausgesprochen hatte, sah mich Maria an und vervollständigte ihre schmerzvolle Geschichte. Sie erzählte, dass sie viel Gewalt in der Familie erfahren hatte, in der sie aufgewachsen war. Es waren ihre leiblichen Eltern, wobei es eine Schande war, das Wort Eltern zu gebrauchen. Ihre Eltern hatten ihr Knochenbrüche zugefügt und sie, sobald sie die Pubertät erreicht hatte, zur Prostitution gezwungen. Ihr späterer Ehemann, von dem sie ihre beiden Söhne hatte, war Alkoholiker und schlug sie grün und blau.

Aktuell lebte Maria mit dem zuvor erwähnten Mann zusammen, der ihr zuerst Liebe vorgegaukelt hatte und sich später als Zuhälter entpuppte. Ihr einziger Halt waren ihre Tiere und ihre beiden Kinder. Für die Kinder hatte sie zu kämpfen gelernt, keine Angst zu zeigen und stark zu sein. Das war, was sie lebte. Und vor den Tieren hatte sie das gerade gezeigt.

„Maria, wie halten Sie das denn aus? Ich weiß ja, dass Sie es nicht anders gelernt haben, aber Sie sind jetzt erwachsen. Sie müssen das nicht mehr tun. Warum trennen Sie sich nicht?"

Während der letzten Traumafortbildung wurde genau dieses Thema vermittelt. Menschen, die von ihren Eltern geschlagen oder missbraucht wurden, haben gelernt, dass Schläge beziehungsweise Missbrauch zur Liebe dazugehören. Kinder vertrauen ihren Eltern und lieben diese bedingungslos. Sie denken, alles, was sie erleben, ist so richtig. Bis sie dann später erfahren, dass das keine Liebe ist. Leider erkennen die wenigsten von ihnen, was Liebe überhaupt ist. Dadurch erfolgten im Gehirn falsche Verknüpfungen der Nervenzellen mit dem Muster „zur Liebe gehört Schmerz", das bei den meisten ein Leben lang leider gleich abläuft: Immer wieder Schmerz, immer wieder Entwürdigungen, immer wieder Qualen.

In Marias Fall rechnete ich mit der üblichen Antwort in der Art: „Ich kann nicht, ich liebe ihn." Doch hier war es wesentlich komplizierter.

„Meine beiden Jungs haben von all dem keine Ahnung. Sie wollen nicht, dass ich mich trenne, weil sie denken, alleine wäre ich zu unglücklich. Sie haben die Trennung von meinem Ex-Mann schon nicht gut verkraftet. Ich habe Angst, dass es ihnen schlecht geht."

Während sie sprach, spürte ich große Hoffnungslosigkeit in ihrer Stimme mitschwingen. Ich fragte mich, wie ich ihr helfen konnte. Was erwartete sie von mir? „Sind Sie sicher, dass Ihre Jungs nichts mitbekommen?"

„Ja, sie haben keine Ahnung. Sie denken, ich habe Nachtdienst an der Tankstelle. Ich fahre gegen zweiundzwanzig Uhr los und komme morgens um sechs Uhr wieder. Abends schlafen sie und wenn ich wiederkomme, dusche ich, dann wecke ich sie und bringe sie zur Schule."

Immer fassungsloser fragte ich mich, wie lange diese Frau das noch so durchziehen wollte und vor allem konnte. Was konnte ein Mensch alles aushalten?

Als Maria an diesem ersten Tag wieder in ihren roten VW Käfer stieg und davonfuhr, ließ sie mich als kraftloses Etwas zurück. Maria war nicht hilflos. Sie war eine starke Frau, die für ihre Kinder kämpfte. Ich jedoch fühlte mich elendig. Wieder wurde mir bewusst (und ich erfuhr es am eigenen Leib), dass traumatisierte Menschen einem Therapeuten die gesamte Energie rauben, um diese für kurze Zeit für sich zu nutzen. Auf einmal hatte ich das Bild von Dracula im Kopf. Maria mit ihren schwarzen Haaren riss den Mund auf und bohrte ihre strahlend weißen Eckzähne in meinen verletzbaren Hals. Ich sank erschöpft zusammen. Sie stieg lässig und souverän in ihren roten Käfer, um am Abend wieder mit neuer Energie ihre Freier zu empfangen.

Das gleiche Erlebnis hatte ich schon einmal, während ich mit einer traumatisierten Patientin sprach. Zufällig ging meine Kollegin an mir vorbei und berichtete mir später: „Du, was ich da eben beobachtet habe, war phänomenal. Deine Patientin wurde während des Gespräches immer größer und du wurdest immer kleiner."

Ich war wirklich beeindruckt. Als sie mir die Situation schilderte, war es mir völlig klar. Ich spiegelte das Verhalten meines Gegenübers, ohne es zu bemerken, so auch heute. Die Fassungslosigkeit und die Schwäche, die da war, die Maria aber nicht zulassen durfte, übertrug sie unbewusst auf mich, um wieder Energie zu bekommen.

Bei späteren Therapieeinheiten bemerkte ich, dass Maria eine ganz hervorragende Gabe hatte, mit Tieren umzugehen. Maria hatte ihr Herz an Kenja verloren, und die Stute wahrscheinlich auch an sie. Kenja war immer total entspannt, wenn sie von Maria geputzt wurde. Ich hatte die Intention, Maria reiten zu lassen, um ihr das Gefühl des Getragen-Werdens zu vermitteln.

Zwischendurch nahm Maria auch ihren Sohn Dennis mit. Ich hatte den Vorschlag gemacht, um die Mutter-Kind-Beziehung weiter zu festigen. Dabei entdeckte ich etwas Phänomenales. Kenja, die sich von niemandem am Bauch anfassen ließ, genoss es förmlich, dass Dennis und Maria sie dort bürsteten. Ich war wirklich sehr erstaunt, sonst reagierte sie absolut hysterisch. In diesen Augenblicken bildeten Mutter und Sohn eine absolute Einheit. Zum Reiten legte ich Kenja den Voltigiergurt um. Maria und Dennis stiegen auf. Nachdem beide eine Zeit an der Longe geritten waren, wollte Dennis seine Mutter führen. Ich konnte deutlich spüren, wie sehr Dennis auf seine Mutter Acht gab. Er hatte keine Schwierigkeiten, das große Pferd zu führen. Kenja ging brav hinter ihm her. Er strahlte allerdings auch eine Größe und ein Selbstbewusstsein beim Führen des Pferdes aus, dass ich eine Gänsehaut bekam. Hier war ein kleiner Mann, der alles daran setzte, seine Mutter zu beschützen. Umso erschrockener war ich, als Mutter und Sohn tauschten. Maria gelang es nicht, die Stute auf Abstand zu halten. Sie hatte wirklich arge Schwierigkeiten, Kenja davon zu überzeugen, dass sie die Führungsposition hatte. Es drängte sich mir die Frage auf, wer hier eigentlich wen beschützte.

Als die Stunde vorbei war und Dennis mit meinem Labrador Q.C. herumtollte, fragte ich Maria: „Ist Ihnen aufgefallen, dass hier ein Rollentausch stattgefunden hat?" Maria sah mich verständnislos an. „Ihr Sohn hat Ihre Rolle übernommen. Ihr Sohn beschützt Sie! Das ist sehr lobenswert, aber nicht gut für das Kind."

„Ja, ich weiß, er würde alles für mich tun. Er macht sich immer Sorgen." Maria lächelte verlegen.

In den nächsten Therapiestunden arbeiteten wir an ihrem Selbstwertgefühl und Verantwortungsbewusstsein für ihre beiden Söhne. Nach circa drei Monaten war sie bereit, ihren Lebensgefährten zu verlassen. Maria kam regelmäßig zu den Terminen und Kenja trug und ertrug Maria und ihr Schicksal.

Nachdem Maria es endlich geschafft hatte, eine neue Wohnung für sich und die Kinder zu finden und dort einzuziehen, begann der Spuk von neuem. Marias Lebensgefährte bekam ein neues Hüftgelenk und war dadurch auf ihre Hilfe angewiesen. So gutmütig oder naiv, wie sie war, dachte sie natürlich, es sei ihre Pflicht, sich um den armen Mann zu kümmern. Also nahm sie ihn erneut in ihre Wohnung auf.

Ich war entsetzt. „Maria, warum tun Sie das!? Wollen Sie wieder auf den Strich gehen? Ich dachte, Sie seien froh, den Absprung geschafft zu haben?" Ich konnte meine Enttäuschung nicht verbergen. Wie konnte sie das tun?

„Glauben Sie mir, er hat sich verändert. Durch die OP ist ihm klar geworden, dass er einen Fehler gemacht hat. Er würde nie wieder so etwas von mir verlangen. Er hat sich entschuldigt."

„Oh Gott, mir wird gleich übel", dachte ich, „wie kann man denn bloß so naiv sein?" Oder war ich diejenige, die das Gute im Menschen nicht mehr sah? War ich jemand, der nur Schlechtes denkt? Vielleicht hatte sie Glück und ich täuschte mich. Aber mein Gefühl sagte mir das Gegenteil.

Das war vorerst das letzte Mal, dass ich Maria sah. Es war immer noch Sommer, das Gras stand hoch und die Blumen dufteten nach Wildnis und Freiheit. Wie sehr wünschte ich ihr diese Freiheit. Doch mein Bauchgefühl war stärker als mein Kopf. Es war kein gutes Gefühl.

Zwischen Weihnachten und Neujahr bekam ich dann eine SMS. „Hallo Ute, ich wünsche Ihnen ein frohes neues Jahr. Liebe Grüße, Maria." Es war eigentlich nichts Besonderes - eine Patientin wünschte mir ein frohes neues Jahr -, aber Maria hatte ich das letzte Mal vor vier Monaten gesehen. Mein Magen zog sich zusammen. Ich verspürte dasselbe Kribbeln wie an dem Tag, als Maria mir erzählte, wie glücklich sie war, dass wieder alles in Ordnung sei und meine Hilfe nun nicht mehr benötigte. Nach Neujahr rief ich sie an. Als ich die Nummer ihres Handys wählte, spürte ich, wie sich die Härchen auf meinen Armen aufstellten. Ich war in Alarmbereitschaft.

„Acardi", meldete sich eine monotone Stimme.

Allein an der Nennung ihres Namens hörte ich wieder Hoffnungslosigkeit und Verzweiflung.

„Hallo, Maria, ich wollte mich für die Neujahrsgrüße bedanken", begann ich das Gespräch.

„Gern geschehen", antwortete mir die bekannte Stimme.

„Kann es sein, dass Sie Hilfe brauchen? Ich habe das Gefühl, es geht Ihnen nicht gut."

„Nein, mir geht es nicht gut", antwortete Maria tonlos. Sie wirkte so entmutigt, so enttäuscht von sich und dem Leben, dass es mir das Herz brach. Ich wollte ihr unbedingt helfen. Helfen? Konnte ich das denn überhaupt? Wollte sie das denn? Egal, ich wollte ihr beistehen.

Als Maria mit ihrem roten Käfer auf den Hof fuhr und ausstieg, dachte ich, mich trifft der Schlag. Schon im Sommer war mir aufgefallen, wie blass und mager Maria war. Doch was ich hier sah, war ein Bild des Grauens. Die langen lockigen schwarzen Haare hingen fettig und glanzlos über die knochigen Schultern, die trotz der Winterjacke zu erkennen waren. Die schwarzen Jeans, die im Sommer schon recht locker an den schmalen Beinen saßen, wirkten jetzt wie Säcke, die um übergroße Streichhölzer geschlungen waren. Ihre Augen lagen verloren in dunkel umrandeten tiefen Höhlen. Ihre Wangenknochen ragten wie kleine Hügel aus der blassen Haut, die schon fast durchsichtig war. Sie wirkte leer und müde, als ob der nächste Windhauch sie einfach umpusten würde. Hatte sie im Sommer noch abgestritten, an einer Essstörung zu leiden, stand ihr nun die Magersucht deutlich ins Gesicht geschrieben.

„Es ist wieder alles beim Alten, stimmt's?"

„Ja, nur schlimmer."

„Kommen Sie, wir nehmen Kenja und schauen mal, was sie uns sagen will."

Ich holte die Stute vom Paddock und forderte Maria auf, sie zu putzen. Es sah wirklich schlimm in Marias Innerem aus, denn Kenja war sehr aufgeregt. Sie tänzelte von einem Bein aufs andere und versuchte ständig, vor Marias Berührungen zu fliehen.

„Sie merkt es. Sie weiß, dass es mir ganz schlecht geht." Maria lächelte, als sie das sagte, aber ich spürte, dass ihr das Verhalten von Kenja sehr weh tat. Im Sommer noch war sie stolz darauf, dass Kenja bei ihr immer still gestanden hatte und jede Berührung genoss. Nun wehrte sich das Pferd gegen jeden Kontakt. Maria versuchte, ihren Fokus auf das Pferd zu legen und ihren Kopf auszuschalten. Wie schon an anderer Stelle erwähnt, schaffen traumatisierte Menschen es, ihre Gefühle komplett abzuspalten.

Wenn das geschieht, ist das so vollkommen, dass selbst die sensiblen Pferde das nicht mehr erkennen. Maria hatte dies im Sommer beinahe perfektioniert. Kenja entspannte sich, als sich Maria auf die Stute konzentrierte. Aber kaum erwähnte ich ihren Lebensgefährten, wurde das Tier wieder unruhig und wollte die Flucht ergreifen.

„Maria, ich denke", schlug ich vor, „es ist besser, wenn Sie sich heute einfach nur von Kenja tragen lassen. Ich glaube, Übungen mit dem Pferd am Boden sind im Moment zu anstrengend. Was Sie jetzt brauchen, ist einfach das Gefühl des Getragen-Werdens."

Maria war einverstanden, und so holte ich den Barocksattel und das beige-rot-gemusterte Pad. Beides legte ich Kenja auf den Rücken. Den

Barocksattel hatte ich mir extra für die Therapien gekauft, damit meine Patienten ein sicheres Gefühl auf dem Pferd hatten. Der Sattel hatte einen erhöhten Hinterzwiesel und einen erhöhten Vorderzwiesel mit einem Griff daran. Dadurch saß der Reiter wesentlich fester im Sattel und konnte sich zusätzlich an dem Griff festhalten.

Nachdem wir die Reithalle betreten und Maria sich auf Kenjas Rücken geschwungen hatte, dachte ich mir, dass Kenja heute nicht viel zu tragen hatte. Dabei meinte ich Marias geringes Gewicht, vergaß dabei aber den seelischen Ballast. Sie erzählte, wie sie wieder morgens die Kinder zur Schule brachte und dann ihre ersten Freier empfing. Kurz bevor die Kinder zurückkamen, hatte sie noch Zeit zum Duschen, um danach das Essen für ihre Söhne und ihren Partner zuzubereiten. Abends, wenn die Kinder im Bett waren, fuhr sie dann zur angeblichen Nachtschicht an der Tankstelle im Nachbarort.

In Wirklichkeit arbeitete sie für einen Escortservice. Vom Geld, das sie dort verdiente, sah sie nichts. Sie konnte ihren Kindern nicht einmal neue Schuhe kaufen. Erneut versuchte ich Maria davon zu überzeugen, sich zu trennen. Doch Maria fehlte die Kraft. Und dann geschah etwas Merkwürdiges. Wir kamen gerade auf eine Ecke zu, als Maria wieder davon sprach, wie furchtbar elendig ihre Situation sei, als Kenja plötzlich abrupt stehen blieb. Maria ahnte sofort, dass das etwas zu bedeuten hatte.

„Warum bleibt sie stehen?", fragte sie mich beunruhigt.

Ich war wirklich erstaunt und hatte nicht die geringste Ahnung, warum diese sonst so gehorsame Stute nun anhielt. In den vielen Jahren, in denen ich Reittherapie machte, hatte ich einiges erlebt. Ich hatte eigentlich immer eine Antwort auf das Verhalten meiner Pferde und konnte das individuelle Verhalten der Tiere interpretieren. Aber nun?

„Ich habe keine Ahnung, warum sie das tut. Das habe ich noch nie erlebt." Ich zog Kenja ein wenig am Strick, und folgsam, wie sie war, ging sie mit. Jedoch war deutlich zu erkennen, dass sie es widerwillig tat.

Maria berichtete von den unzumutbaren Zuständen bei sich zu Hause. Wieder sprach ich das Frauenhaus als Fluchtweg an. „Ich habe keine Kraft. Außerdem hat er so viele Kontakte. Wenn, dann muss ich irgendwo komplett untertauchen. Er findet mich überall. Ich habe Angst und keine Kraft mehr."

Aus Maria sprach Verzweiflung, jedoch konnte ich das nur aus ihren Worten spüren. Ihre Stimme wirkte monoton und kraftlos - einfach total müde vom Leben.

In dem Moment blieb Kenja erneut stehen und weigerte sich, weiterzugehen. Da fiel es mir wie Schuppen von den Augen. Natürlich, das war es! Warum war ich da nicht gleich darauf gekommen?

„Jetzt weiß ich, warum sie stehen bleibt. Sie kann das nicht tragen! Ihre Emotionen und Ihre ganze Lebenssituation! Und ich kann es auch nicht tragen! Das ist es, was Kenja Ihnen sagen will. Sie müssen die Initiative ergreifen. Sie sind für sich selbst und für Ihre Kinder verantwortlich. Kenja kann das nicht tragen."

Maria verstand. „Ja, es ist zu viel Emotion, das hält sie nicht aus."

Nach dieser Stunde wusste ich, dass ich Maria auf keinen Fall zu einer Entscheidung drängen durfte. Am liebsten hätte ich sie an den schmalen Schultern gepackt und geschüttelt, um sie aufzuwecken. Glaubte sie denn, sie wäre Julia Roberts in „Pretty Woman", und Richard Gere würde im Rolls Royce vorfahren und sie retten? Oder glaubte sie, sie hätte so viel Kraft, um alles unbeschadet zu überleben? Sie war erwachsen und niemand, auch ich nicht, hatte das Recht, ihr Entscheidungen vorzuschreiben. Sie ganz allein war für sich selbst verantwortlich. Leicht fiel es mir nicht, das zu akzeptieren. Wenn ich überhaupt eine Chance hatte, Maria zu helfen, dann nur, indem ich sie nicht unter Druck setzte.

Als ich Kenja in den Paddock zu Samurai zurückbrachte, stellte sie sich gleich in die Ecke und döste vor sich hin. Sie war total geschafft. Sie hatte wirklich ganz viel tragen müssen, und das, obwohl ihre Reiterin ein Fliegengewicht war.

Nach einigen Wochen der Stabilisierung schaffte es Maria, ihren Lebensgefährten mit polizeilicher Gewalt aus der gemeinsamen Wohnung entfernen zu lassen. Sie zeigte ihn an. Es wurde eine einstweilige Verfügung erwirkt. Am Tag des Gerichtsurteils wurde Maria vor ihrer Haustür brutal zusammengeschlagen. Dennoch hatte sie beschlossen, sich niemals wieder von einem Menschen verkaufen zu lassen.

Es folgten weitere Gerichtsverfahren und leider noch ein schwerer gewaltsamer Übergriff. Maria hielt trotzdem stand und suchte sich mit ihren Kindern weit entfernt eine Wohnung. Durch die Flucht in eine andere Stadt konnte sie die Therapie nicht weiter fortführen. Ich erfuhr, dass das Leben manchmal doch gerecht ist, so erlag ihr Ex-Lebensgefährte einem Herzinfarkt. Nun endlich hatte Maria die Chance, ein neues Leben zu beginnen.

Marlies und die Leitstute

Marlies, eine sehr dynamisch wirkende Frau, hatte ihre eigene Vorstellung davon, wie sie meine Pferde dafür nutzen konnte, damit es ihr besser ging. Sie hatte die Ausstrahlung einer tickenden Zeitbombe. Meine Nackenhaare stellten sich auf, als sie mir bei der Begrüßung fest die Hand drückte. Marlies war fünfundfünfzig Jahre alt, hatte eine Körpergröße von einem Meter siebenundsiebzig und machte einen stabilen und, auf den ersten Blick, selbstbewussten Eindruck. Sie erinnerte mich an einen Hund, der knurrend mit aufgestelltem Nackenfell seinem Gegenüber zeigen wollte, dass Angriff die beste Verteidigung sei. Genau so gab sich Marlies bei unserem ersten „Gespräch", welches eher einem Monolog glich. Immer wenn ich versuchte, Marlies etwas zu erklären, unterbrach sie mich, indem sie etwas anderes erzählte. Ich forderte Marlies zunächst auf, wie ich es bei allen meinen Patienten tat, zu berichten, warum sie zu mir gekommen sei.

„Ich bin nicht hierhergekommen, um Ihnen irgendetwas von mir zu erzählen", fuhr Marlies mich aggressiv an. „Ich werde nichts erzählen, dann fange ich gleich an zu heulen und das will ich nicht."

Diese Worte kamen mit so einer Wucht herausgeschossen, dass ich das Gefühl hatte, die Splitter ihrer Wut hätten mich berührt. Marlies hatte dunkelbraune raspelkurze Haare, die sich von ihren Aggressionen aufzustellen schienen. Ihr kantiges Gesicht wirkte noch kantiger, ja schon ein wenig verzerrt, als sie diese Worte sprach. Ihre schmalen Lippen presste sie danach wieder aufeinander, um zu demonstrieren, wie wenig sie bereit war, irgendetwas aus ihrem Leben preiszugeben.

„Holla, die Waldfee!", dachte ich. „Das kann ja heiter werden." Ich muss gestehen, dass ich nach dieser Aussage nicht gerade motiviert war, mit dieser Frau eine konstruktive Therapiestunde zu absolvieren. Trotzdem versuchte ich, Marlies zu erklären, um was es hier ging.

„Marlies, die Pferde werden es spüren, wenn ..."

„Der Arzt hat mir gesagt, ich könne hier mit den Pferden kuscheln", unterbrach sie mich gleich, „was anderes will ich nicht."

Wieder preschten diese Worte mit solch einer Kraft auf mich ein, dass ich mich dieses Mal noch mehr von diesen Aggressionssplittern getroffen fühlte.

„Okay", dachte ich mir, „dann will ich dir mal zeigen, wie meine Pferde kuscheln." Ich spürte, wie Wut in mir hochstieg. Ich war sauer. Natürlich handelte es sich hierbei um eine komplette Gegenübertragung. Die Wut, die ich spürte, war die von Marlies. Ich wollte ihr die Chance geben, ihre Wut zu sehen. Danach konnte sie sich entscheiden, ob sie lieber weiter alles verdrängen oder ob sie sich ihren inneren Monstern stellen wollte.

Ich überließ Marlies die Wahl, sich ein Pferd auszusuchen. Marlies entschied sich für Kenja, die ich ihr dann als die Leitstute vorstellte. Ich führte meine gute, erfahrene Schimmelstute aus dem Paddock, der durch die tagelangen Regenfälle sehr schlammig war. Marlies wartete gespannt am anderen Ende des Auslaufes. Wir gingen zum Putzen in Kenjas Box. Ich hatte die Kiste aus der Sattelkammer geholt und der Stute die dunkelblaue, leicht gefütterte Regendecke abgenommen. Marlies wurde etwas ruhiger und sah das Pferd ehrfürchtig an.

„Die ist ja wunderschön", bemerkte sie.

Dann erklärte ich ihr, wie sie das Tier putzen sollte. Als Marlies jedoch den Striegel in die Hand nahm, passierte das von mir Erwartete. Kenja zuckte bei der geringsten Berührung zusammen und legte drohend die Ohren an. Marlies schien das Verhalten entweder nicht zu bemerken oder sie dachte, es sei normal.

Viele Menschen meinen, Pferde seien launische Wesen, die entweder kitzelig oder einfach nicht erzogen sind. Die wenigsten machen sich Gedanken darüber, dass die Tiere einfach nur das Innere ihrer Besitzer oder Reiter spiegeln.

Marlies erkannte nicht, wie die Stute sich gebärdete.

„Marlies, glauben Sie, Kenja ist jetzt gerade glücklich?"

„Ich weiß nicht, warum?" Marlies wirkte leicht verunsichert. Ihre Fassade schien jetzt langsam zu bröckeln.

„Kenja spiegelt Sie gerade. Sie legt die Ohren an. Sie hat schon ein paar Mal das Hinterbein drohend gehoben. Sie empfindet Ihre Berührungen als extrem unangenehm." Es tat mir leid, ihr das so deutlich sagen zu müssen, aber ich bin ein ehrlicher Mensch und bestrebt, meinen Patienten nichts vorzumachen.

Marlies wirkte erschrocken. „Ich dachte eigentlich, es geht mir gut. Und jetzt sehe ich an der Reaktion des Pferdes, dass ich noch lange nicht so weit bin." Marlies schluckte, als sie diese Worte sprach. Ehe ich mich versah, wurde aus dieser eben noch so explosionsgeladenen Frau ein kleines, unglückliches Wesen, das nun in Tränen ausbrach. Marlies weinte und schluchzte, als würden mit diesen Tränen die letzten zwanzig Jahre herausgespült. Zu lange hatte diese Frau, die immer darauf bedacht war, als starke Frau zu gelten, ihren Kummer in sich hineingefressen.

Marlies schilderte die seelischen Verletzungen durch ihren Ex-Mann. Marlies hatte zwei Söhne und eine Tochter. Ihr Mann, der nie ein Mädchen akzeptiert hatte, konnte seine Abneigung gegen das Kind nicht unterdrücken, erst recht nicht, als sich herausstellte, dass das Kind nach einer Gehirnhautentzündung geistig behindert war. Marlies Mann konnte diesen Zustand nicht ertragen und ließ das seine Familie spüren. Er zog sich immer mehr zurück und ging seine eigenen Wege. Marlies zog ihre Konsequenzen daraus, indem sie sich für ihre Kinder entschied und ihren Mann verließ. Sie tat das, um ihre behinderte Tochter zu schützen, obwohl dieser Mann immer noch ihre große Liebe war. Die Wut, die sie seit zwanzig Jahren auf diesen Menschen hatte, aber nie zulassen durfte, beeinflusste noch immer ihr gesamtes Leben.

Diese Wut hatte Kenja gespürt und gespiegelt. Die unterdrückten Aggressionen hatten der Stute solche Angst gemacht, dass sie sich dazu genötigt fühlte, sich zu verteidigen.

Als ich Marlies die Zusammenhänge erklärte, sagte sie zu mir: „Das ist ja Wahnsinn. So etwas habe ich noch nie zuvor erlebt. Na, dem Arzt werde ich was erzählen. Sagt der doch zu mir, ich könne hier mit den Pferden schmusen. Na, als Schmusen kann man das hier ja wohl nicht bezeichnen!" Sie war empört über diese Aussage.

„Marlies, der Arzt weiß wahrscheinlich nicht so richtig, wie die Reittherapie abläuft. Ich bin gerade dabei, ein Buch zu schreiben", fügte ich lachend hinzu. „Wenn es fertig ist, können die Menschen, mit denen ich arbeite, lesen, was hier geschieht. Es ist schwierig, eine Vorstellung davon zu bekommen, wenn man es noch nie erlebt hat."

Marlies wirkte immer noch empört, als sie sagte: „Ich wollte mich hier entspannen und nicht über meine Probleme reden. Ich dachte wirklich, mir ginge es besser und ich hätte alles im Griff. Und nun bin ich genau sieben Minuten hier und heule los wie ein kleines Kind."

Kenja hatte sich mittlerweile entspannt und stand mit gesenktem Kopf neben Marlies.

„Schauen Sie sich jetzt mal die Stute an. Sie ist völlig entspannt. Sie erträgt es einfach nicht, wenn jemand versucht, sich zu verstellen. Ein Pferd sieht dieses inkongruente Verhalten als Täuschung an. Es fühlt sich dadurch bedroht, weil es sein Gegenüber nicht einzuschätzen vermag."

Während ich das sagte, strich Marlies dem Pferd weinend über die warme samtige Nase. „Es tut mir leid", schluchzte sie zu Kenja gewandt. „Ich wusste wirklich nicht, dass es noch so schlimm ist."

„Marlies, ich will Sie hier zu nichts drängen. Es ist Ihre Entscheidung. Sie selbst bestimmen, ob Sie an sich arbeiten wollen oder nicht. Wenn Sie gerne schmusen wollen und für diese eine Stunde alles vergessen möchten, so ist das völlig in Ordnung. Dann kann ich Ihnen den Haflinger rausholen. Er spiegelt nicht so extrem wie die anderen Pferde. Wenn Sie jedoch etwas über sich und Ihre Gefühle lernen wollen, dann bleiben Sie bei Kenja. Sie wird Sie lehren, auf Ihre Gefühle zu achten und sie zu spüren."

„Nein, ich bin hier, weil ich etwas über mich lernen will. Ich habe heute erfahren, dass ich noch so viele Wunden nicht gepflegt habe. Wenn ich mich nicht endlich der Vergangenheit und meinen vergrabenen Gefühlen stelle, werden sie niemals heilen. Ich werde weiter dieses Pferd nehmen, denn ich habe mich für sie entschieden." Während sie diese Worte sprach, hatte sie ihre alte Fassung von zurückgewonnen und wirkte wieder wie der Revolutionär, der gesagt hatte, dass er nicht hier wäre, um zu reden.

Als Marlies an diesem Tag den Hof verließ, war ich mir nicht sicher, ob ich sie tatsächlich jemals wieder sehen würde. Zu stark war der Fluss der Emotionen gewesen, der durch ihre Tränen geflossen war.

Aber Marlies kam wieder.

„Na, Marlies, welches Pferd möchten Sie heute nehmen?"

„Was für eine Frage! Kenja natürlich, sie ist die Leitstute, haben Sie mir gesagt. Und ich habe Ihnen gesagt, dass ich, wenn ich mich einmal entschieden habe, dabei bleibe."

„Puh", dachte ich. „Schon wieder ganz schön emotionsgeladen." Ich holte tief Luft, um die Massen an Energien, die wieder ungeschützt auf mich einstürzten, zu kompensieren. „Im Prinzip ist das ja richtig, Marlies. Aber es kann durchaus sein, dass es mal nötig sein wird, das Pferd zu tauschen. Manchmal ist es ganz interessant zu sehen, wie ein anderes Pferd reagiert."

Zu meinem Erstaunen antwortete sie: „Sie sind die Therapeutin. Wenn Sie sagen, dass wir ein anderes Pferd nehmen, ist das völlig in Ordnung. Wenn Sie mich fragen, welches Tier ich möchte, entscheide ich mich für diese wunderschöne Schimmelstute."

Ich arbeitete mit Marlies an ihren Gefühlen. Es kamen immer mehr Verletzungen aus ihrer Kindheit ans Licht. Verletzungen, die zwar nicht so dramatisch wie bei einem Großteil meiner anderen Patienten waren. Nicht die katastrophalen Folgen eines sexuellen Missbrauchs oder die eines misshandelten oder vernachlässigten Kindes. Nein, es waren Verletzungen durch Worte, wie sie bestimmt jeder von uns schon mal gehört hat. Worte, die in den Augen eines Erwachsenen gar nicht so schlimm waren, die jedoch ein kleines Kind an den Rand der Verzweiflung brachten, wenn es niemals die Korrektur der Eltern erfuhr.

So berichtete Marlies zum Beispiel, dass sie früher viel bei den Nachbarn gewesen ist. Diese Nachbarn konnten selbst keine Kinder bekommen und so schenkten sie ihre gesamte Liebe und Aufmerksamkeit dem kleinen Mädchen von nebenan. Marlies Eltern waren mit den Nachbarn gut befreundet. Eines Abends spaßten sie gegenseitig herum.

„Die Kleine ist ja so süß", sagten die Nachbarn zu Marlies Eltern, „die würden wir am liebsten behalten."

Niemand der beiden Ehepaare hatte damit gerechnet, dass die kleine Marlies jedes Wort des Gespräches mit anhören konnte.

Die Eltern lachten. „Ja, klar, das können wir machen. Hauptsache das Geld stimmt."

Natürlich war das eine alberne Flachserei, jedoch nahm Marlies das Gesagte so bitter ernst, dass sie sich in Zukunft, wenn es zu den Nachbarn gehen sollte, unter dem Bett versteckte. Marlies hatte solche Angst, dass ihre Eltern sie an die Nachbarn verkaufen würden, dass sie das bis heute nach über vierzig Jahren nicht vergessen hatte. Dadurch, dass Marlies an der Tür gelauscht hatte, was sich nicht gehörte, fand sie auch bis heute nicht den Mut, ihre Eltern auf diese natürlich völlig unqualifizierte Aussage anzusprechen. Zurück blieben Angst, Wut und Ohnmacht. Und das Schlimmste war das schreckliche Gefühl, nicht geliebt zu werden.

Als weiteres unverarbeitetes Geschehen erinnerte sich Marlies daran, wie sie ihre Gesellenprüfung als Bäckerin abgeschlossen hatte. Marlies hatte Tag und Nacht gelernt und hätte die Abschlussprüfung um ein Haar mit einer Auszeichnung bestanden. Als Marlies dann zu Hause stolz davon berichtete, erklärten ihr ihre Eltern: „Na, das war wohl Zufall." Wum! Wieder ein Schock für Marlies, der sicher weniger mit ihrer Leistung, als mit der eigenen Unsicherheit der Eltern zu tun hatte. Marlies traf jedoch ein harter Schlag, der ihr wieder einmal klar zu machen schien, dass ihre Eltern sie nicht wirklich liebten. Als ob dies alles nicht schon schlimm genug gewesen wäre, kam es natürlich noch dicker. Marlies ältester Bruder war durch die KFZ-Prüfung gefallen. Im Gegensatz zu Marlies, die ja nur „durch Zufall" bestanden hatte, verteidigten die Eltern den Bruder. Die Lehrer hätten Schuld daran, dass ihr Sohn versagt hätte.

Diese ganzen Verletzungen hatten dazu beigetragen, dass Marlies der Überzeugung war, sie sei nicht liebenswert. Ich erklärte Marlies, dass es auf mich so wirkt, als seien ihre Eltern nicht gerade sehr selbstsichere Menschen gewesen. Sie dachten vielleicht tatsächlich, dass es nicht sein konnte, dass sie so ein intelligentes Kind hatten.

Um dies für sich selbst zu entschuldigen, mussten sie für sich diese Bemerkungen machen, die bei Marlies natürlich als eine geringe Wertschätzung ihrerseits ankam. Sicher war das den Eltern nicht bewusst. Nichtsdestotrotz hatte es tiefe Narben in den Erinnerungen und im Leben von Marlies hinterlassen. Mit Hilfe von Kenja filterten und bearbeiteten wir kleine und große Verletzungen. Bei Marlies stellte sich heraus, dass sie sehr viel mehr Zuwendung benötigte, als sie wahrhaben wollte.

Zu Beginn der dritten Stunde wollte Marlies ein anderes Pferd. „Heute möchte ich nur kuscheln. Es ist in der letzten Woche so viel bei mir hochgekommen, dass es mir zu viel geworden ist."

„Natürlich, kein Problem. Sie selbst bestimmen das Tempo. Ich hole Ihnen Eddie. Er lässt gerne mit sich schmusen." Ich holte das Pferd aus dem Paddock und brachte ihn in seine Box. Diese war fertig gesäubert und mit Heu befüllt. Eddie machte sich gleich daran, das Raufutter zu fressen.

„Ach, der nimmt gar keine Notiz von mir. Der ist nur mit seinem Heu beschäftigt."

„Marlies, er nimmt Sie trotzdem genau wahr. Ich sagte Ihnen bereits, dass er ein Pferd ist, das sich nicht so schnell aus der Ruhe bringen lässt. Aber genau das wollten wir doch heute haben, oder nicht?" Ich sah sie betont fragend an, um sie darauf hinzuweisen, dass es ihr Wunsch war, heute nicht weiter an ihre Grenzen zu gehen.

„Ja, natürlich", antwortete sie schnell. „Ich könnte ihn drücken." Während sie das sagte, legte sie beide Arme um den Hals des Tieres und war bereit, für diese Stunde alle Gedanken an diese ungerechte Welt zu vergessen.

In der folgenden Stunde war Marlies wieder bereit, an ihren „verbuddelten Erinnerungen", wie sie es nannte, zu arbeiten. Nachdem ich bemerkt hatte, wie viel Potential in dieser Frau steckte, wie viel Energien hier blockiert waren, begann ich, mir ernsthaft Sorgen zu machen.

„Marlies, ich habe kein gutes Gefühl dabei, wenn wir uns nur einmal in der Woche sehen und dann jedes Mal so viele Emotionen ausgelöst werden. Ich mache mir Sorgen, dass Sie das nicht verkraften und sich vielleicht zu einer Kurzschlusshandlung hinreißen lassen. Ich schlage Ihnen vor, noch eine meiner Mitarbeiterinnen mit einzubeziehen. Sie würde zu Ihnen nach Hause kommen und im Falle einer Krise können Sie von unserem vierundzwanzigstündigen Rufbereitschaftsdienst Gebrauch machen."

„Das hat mir der Arzt auch angeboten. Ich brauche keinen, der mit mir einkaufen geht." Marlies reagierte, wie erwartet, in ihrer burschikosen Art, die auf ihrer Unsicherheit beruhte. Ich musste schmunzeln. Irgendwie schafften es manche Menschen immer wieder, unseren ambulanten psychiatrischen Pflegedienst auf einen Einkaufs- oder Fahrdienst zu reduzieren.

„Nein, Marlies, da haben Sie etwas falsch verstanden. Wir gehen mit unseren Patienten einkaufen, wenn diese große soziale Ängste haben. Ansonsten führen wir Gespräche und erarbeiten gemeinsam Nah-, Zwischen- und Fernziele. Die Kollegin, die ich gerne zu Ihnen schicken würde, ist gerade oben im Büro. Sie hätten jetzt die Gelegenheit, sie unverbindlich kennenzulernen."

Marlies stimmte zu. „Aber ich brauche das Pferd. Ich muss mich irgendwo anlehnen."

Das konnte ich sehr gut verstehen. Marlies hatte nie wirklich eine Person kennengelernt, an der sie sich anlehnen konnte. Nachdem meine Kollegin Petra die Reithalle betreten hatte, ging sie direkt auf Marlies zu und gab ihr freundlich die Hand.

„Hallo, ich bin Petra. Ich würde Sie sehr gerne unterstützen."

Marlies gab Petra die Hand. Kenja stand neben Marlies, während ich sie locker am Strick festhielt. In dem Moment, als die beiden Frauen sich gegenüberstanden und Marlies verzweifelt versuchte, ihre Gefühle unter Kontrolle zu halten, tat das Pferd genau das, was Marlies eigentlich tun wollte. Es ging ungefähr drei Meter zurück. Es lief weg! Und genau das war es, was Marlies eigentlich wollte. Weglaufen.

Marlies Angst vor fremden Menschen und Situationen wurde von Kenja perfekt gespiegelt. Niemand außer der Stute, selbst wir Profis nicht, hätte Marlies diese „Weglauf-Tendenz" angesehen. Dass sie ein wenig aufgeregt war, ja, aber wie groß ihre innere Unruhe wirklich war, konnten wir nur mit Hilfe des Pferdes erahnen. Petra sprach ein wenig mit Marlies. Da kam Kenja wieder vorsichtig auf Marlies zu und stellte sich mit dem Kopf an ihre Schulter.

„Oh ja, komm her, meine Schöne." Marlies strahlte über das ganze Gesicht.

Nachdem die beiden Frauen einen Termin ausgemacht hatten, verabschiedete Petra sich. Marlies wandte sich ihrer Lieblingsstute zu und begann sich zu entspannen. Jedoch hielt diese Lockerung nur kurz an.

Marlies erinnerte sich an den Tod ihrer Mutter, und Kenja wurde sehr unruhig. Sie schlug mit dem Schweif und legte drohend die Ohren nach hinten. Als Marlies von den letzten Tagen ihrer Mutter berichtete, liefen ihr die Tränen wasserfallartig über die Wangen. Wieder hatte ich das Gefühl, die Stute hätte in Marlies einen Stausee der Gefühle geöffnet. Nie bearbeitete Themen kamen so heftig in Erinnerung, dass ich heilfroh war, Marlies mit einer Kollegin zu „teilen". Somit war ich sicher und beruhigt, dass sie nicht eine ganze Woche allein mit den Splittern ihrer Verletzungen, die heute hier explodiert waren, zurechtkommen musste.

„Meine Mutter hatte einen Schlaganfall." Marlies schluchzte beim Erzählen. „Ich hatte ihr versprochen, dass ich die Verantwortung für sie übernehme. Ich hatte die Betreuung für sie. Mein Bruder war jedoch so geldgierig, dass er unbedingt die Betreuung übernehmen wollte. Ich war nicht stark genug und so habe ich nachgegeben."

Die Worte kamen stockend, immer wieder von heftigem, herzzerreißendem Schluchzen unterbrochen. Die Tränen spülten den korrekt gezogenen, grünen Lidstrich zu einem reißenden, grau-grünen Fluss fort, der die blassen Wangen hinabfloss. Kenja war sehr irritiert und wollte sich gar nicht berühren lassen.

„Macht Sie das wütend?", versuchte ich vorsichtig mit Marlies das Verhalten der Stute zu besprechen. Ich hatte bemerkt, wie enttäuscht Marlies darüber war, dass Kenja sich nicht von ihr berühren ließ. Ich kannte meine Stute eher so, dass sie weinenden Menschen Halt bot und ganz ruhig stehen blieb. Hier, in Marlies, mussten sehr viele Aggressionen versteckt sein.

„Ja, natürlich", antwortete sie patzig. „Ich bin wütend. Ich habe meiner Mutter nicht geholfen."

Und dann berichtete sie davon, wie sie jeden Tag ihre Mutter im Krankenhaus besucht hatte. Irgendwann konnte sie den Schmerz und das Elend einfach nicht mehr ertragen. Sie tat das, was man jedem Menschen raten würde, der sich am Ende seiner Kräfte befindet - sie ruhte sich drei Tage aus. Am dritten Tag starb ihre Mutter.

Dieses furchtbare Ereignis, die Tatsache, dass sie nicht bei ihrer Mutter war, als diese starb, brannte sich tief in ihre Seele. Die Schuld, die sie sich selbst gab, dass sie sich nicht von ihrer Mutter verabschiedet hatte und in ihrer letzten Stunde nicht bei ihr war, manifestierte sich in Selbsthass. Kenja hatte diese Wut und diesen Selbsthass gespürt, der von den Tränen überlagert war. Es hatte ihr Angst gemacht, deshalb wollte sie von Marlies nicht berührt werden.

Eine Woche später schien die goldene Sonne von einem strahlend blauen Himmel. Die Vögel zwitscherten, denn sie freuten sich, dass nach einem kalten Winter die ersten Frühlingsboten zu erkennen waren. Es war erst Mitte Februar, jedoch war die Hoffnung und die Sehnsucht nach Wärme und Licht aufgeflammt.

„Guten Tag, Marlies. Was halten Sie davon, wenn wir dieses wunderbare Wetter nutzen, um einen Spaziergang mit Kenja zu machen? Sie können gerne reiten und einfach die Natur genießen."

Marlies lachte. „Nein, um Gottes Willen, reiten möchte ich nicht. Aber spazierengehen würde ich gerne."

„Wir haben in der letzten Zeit sehr viel gearbeitet. Bei Ihnen ist sehr viel an Gefühl ‚losgetreten' worden. Eine Pause zum Entspannen wird Ihnen gut tun."

Marlies war sehr dankbar. Also zogen wir mit Kenja am Strick und Q.C. an der Leine los.

Für Marlies war dieser Spaziergang eine wichtige Erfahrung. Sie wusste nun, dass, wenn sie zu mir kam, einfach mal eine Pause möglich war. Intuitiv spürte ich, dass eine Pause für Marlies genauso wichtig wie das Aufarbeiten ihrer Probleme war.

In den nächsten Wochen schien Marlies gelernt zu haben, dass sie sich nicht hinter einer dicken Mauer verstecken musste. Sie durfte sie selbst sein, egal ob fröhlich oder traurig, ob wütend oder devot. Kenja spiegelte dies dann auch in ihrem Verhalten. Es dauerte genau sechs Wochen, bis das Tier sich einmal von Marlies anfassen ließ, ohne wie eine gefährliche Furie um sich zu beißen. Allerdings lag noch ein weiter Weg vor Marlies. Immer wieder gab es Höhen und Tiefen, Tage, an denen Marlies Kenja anfassen durfte und Tage, an denen gar nichts ging. Ich achtete mit großer Sorgfalt darauf, Marlies nicht zu überfordern. Immer wieder gingen wir spazieren und sprachen über belanglose Dinge, wenn ich spürte, dass das Fass mal wieder überzulaufen drohte.

An einem warmen Frühlingstag stand ich mit Marlies und Kenja in der wärmenden Sonne. Marlies schien sich sichtlich wohl zu fühlen und wollte das Pferd streicheln. Obwohl Kenja ganz zufrieden wirkte, fuhr ihr Kopf zu Marlies herum, als diese versuchte, die Stute zu berühren.

„Warum macht sie das immer noch?", fragte mich Marlies mit einer Mischung aus Enttäuschung und Unverständnis.

„Das liegt daran, dass Sie immer noch ein Thema mit sich herumtragen, welches Sie noch nicht ausgesprochen haben."

Seit längerem war ich mir bewusst, dass es in Marlies Biographie noch irgendeine Form von Traumatisierung geben musste. Marlies nickte nur.

Eine Woche später sagte sie gleich zu Beginn zu mir: „Ich hätte Sie fast angerufen. Ich habe mit meiner Schwester telefoniert. Jetzt ist alles wieder da! Ich hatte es die ganzen Jahre verdrängt. Teilweise dachte ich sogar, ich hätte es mir nur eingebildet."

Nun war Marlies bereit, vom sexuellen Missbrauch zu berichten, den sie jahrelang ertragen musste.

„Da habe ich schon so viele Therapien gemacht, und nun kommt das hier bei Ihnen mit den Pferden raus."

Marlies war noch etwas irritiert. Doch ab diesem Zeitpunkt änderte sich etwas in der sonst so explosiv wirkenden Frau. Kenja hatte es geschafft! Das Pferd hatte diese Blockade gelöst!

Gemeinsam gingen wir zu Kenja auf die Weide. Marlies streichelte die weiße Stute ausgiebig. Diese fraß seelenruhig ihr Gras und schien die Berührungen diesmal sichtlich zu genießen. Marlies war sehr erleichtert, endlich einen Zugang zu dem Tier und zu sich selbst gefunden zu haben. Marlies, Kenja und ich arbeiten weiterhin erfolgreich zusammen.

Dieser Fall demonstriert wieder deutlich, wie Menschen mit Hilfe der tierischen Therapeuten Themen beziehungsweise Blockaden entdecken, bearbeiten und schließlich lösen können. Dies geschieht zielsicher, denn anders als ihre menschlichen Kollegen sind Pferde nicht auf Spekulationen angewiesen. Pferde sind authentisch und reflektieren das, was da ist.

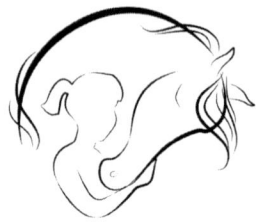

Und plötzlich war alles bedeutungslos

Genau eine Woche vor Weihnachten wurden meine Familie und ich auf eine harte Probe gestellt, die alles infrage stellte. Meine hart erarbeiteten Glaubenssätze gerieten ins Wanken.

Meine Eltern kehrten von einer Reise in ihre ehemalige Heimat zurück. Sie hatten mit einem Busunternehmen den Kölner Weihnachtsmarkt besucht. Zu Hause angekommen, klagte meine Mutter über ein Engegefühl in der Brust und Herzklopfen. „Beklemmungen" nannte sie es. Meine Eltern suchten ihren Hausarzt, einen sehr guten Internisten, auf, der meine Mutter gleich in ein Krankenhaus einwies. Dort untersuchte man ihr Herz mit Hilfe von diversen EKGs und Blutdruckmessungen. Da sich keine Auffälligkeiten ergaben, wollten die Ärzte im Krankenhaus eine Herzkatheter-Untersuchung durchführen, um eine Verengung der Herzkranzgefäße auszuschließen.

Meine Mutter antwortete auf diesen Vorschlag: „Das können Sie nach Weihnachten machen, vorher nicht!"

Ja, Weihnachten war ihr schon immer heilig. Da kann man beziehungsweise sie doch nicht ins Krankenhaus gehen. Leider hat der Mensch aber sehr wenig Einfluss darauf. Das Konzept: „Wir feiern erst mal Weihnachten und danach Silvester und dann, lieber Körper, habe ich Zeit, mich um dich zu kümmern", funktioniert leider nicht.

Einen Tag später kamen die „Beklemmungen" zurück. Mein Vater fuhr gleich mit meiner Mutter zu ihrem Arzt, der erneut eine Einweisung ins Krankenhaus ausschrieb. Diesmal konnte dort die diensthabende Ärztin meine Eltern davon überzeugen, dass die Untersuchung zwingend notwendig sei, zumal meine Mutter gerade nicht zu Weihnachten mit einem Infarkt auf der Intensivstation landen wollte, oder? Diesen ganzen Tag konnte ich eine gewisse Unruhe nicht vermeiden.

Dann, am Nachmittag der erlösende Anruf meines Vaters. „Hallo Ute, es ist alles in Ordnung. Gott sei Dank."

Die Untersuchung hatte nichts ergeben. Am nächsten Tag wurde sie ohne pathologischen Befund aus dem Krankenhaus entlassen.

„Wenn meine Mutter jetzt weiß, dass alles okay ist, wird ja eine Besserung eintreten", spekulierte ich. Wenn nicht, würde ich mit ihr zu unserem Psychiater gehen. Ich vermutete, dass meine Mutter unter Panikattacken oder einer so genannten Herzneurose litt. Diese Anfälle lösen Angstgefühle bis hin zur Todesangst aus und haben die gleichen Symptome wie ein Herzinfarkt oder ein Angina-Pectoris-Anfall.

Ich muss gestehen, ich hatte diesen Verdacht so verinnerlicht, dass ich überhaupt nicht auf die Idee kam, meine Mutter könne tatsächlich eine körperliche Erkrankung haben. Das kam auch daher, dass ich mir trotz meines Berufes eine absolute Verdrängungstechnik angeeignet hatte, sodass ich mich nicht mit dem Tod oder dem Sterben befassen musste.

Umso stärker traf mich die Nachricht meines Vaters! Nachmittags war ich im Stall bei den Pferden und hatte nicht auf mein Handy gesehen. Vortags hatten mein Vater und auch meine Mutter, mit der ich im Krankenhaus gesprochen hatte, mir gesagt, alles sei in Ordnung. Und ich wollte nicht auf mein Handy sehen.

Als ich schließlich nach Hause kam, begrüßte mich mein Mann mit den Worten: „Du bist nie erreichbar. Ich habe versucht, dich anzurufen. Dein Vater hat angerufen! Er klang sehr verstört!"

Ich denke, mein Unterbewusstsein ahnte schon, um was es ging. Ich war sauer und reagierte ziemlich patzig.

„Kann ich nicht mal zwei Stunden weg sein? Muss ich immer erreichbar sein?" Ich nahm das Telefon und wählte die Nummer meiner Eltern.

„Hier ist, Ute. Was ist passiert?"

Mein Vater klang ruhig. „Die Mam ist wieder im Krankenhaus."

Irgendwann als Teenager hatte ich damit angefangen, meine Eltern „Mam" und „Pap" zu nennen, weil ich Mama und Papa uncool fand. Das ist bis heute so geblieben.

„Wieso? Was ist denn passiert?" Mein Brustkorb schnürte sich zusammen. Ein Gefühl der Angst breitete sich in mir aus.

„Verdacht auf Schlaganfall." Schlaganfall? Meine Augen füllten sich mit Tränen, während mein Vater weitersprach. Seine Stimme klang gefasst, obwohl ich wusste, dass er vor Sorge fast umkam. Er berichtete, wie meine Mutter plötzlich nicht mehr reagierte, als er sie ansprach. Da habe er sofort den Notarzt gerufen.

„Ich fahre gleich zu deiner Mutter. Sie ist nach Braunschweig gekommen."

„Hol mich ab! Ich komme mit!", sagte ich gleich. Ich wollte nicht, dass er alleine fuhr. Die Straßen waren glatt, es hatte tagelang geschneit. Mein Vater war zwar mit seinen fast vierundsiebzig Jahren noch sehr rüstig, aber momentan sehr aufgeregt.

„Nein, ich fahre jetzt los. Du musst nicht mit. Ich fahre allein."

„Nein, ich fahre mit! Wir können über die Autobahn fahren und dann kommst du eh hier vorbei." Der forsche Ton, in dem ich sprach, hatte seine Wirkung nicht verfehlt.

„Okay, dann hole ich dich ab."

Wir sprachen nicht viel auf dem Weg ins Krankenhaus. Es war ein langer Weg. Dort angekommen, bot sich uns ein Bild des Schreckens. Meine Mutter lag an einem Sauerstoffgerät angeschlossen auf der Intensivstation für Schlaganfallpatienten. Sie nahm uns nicht wahr.

Meine Mutter, die trotz ihrer einundsiebzig Jahre immer so jung und aktiv war. Nun lag sie da. Ob sie jemals wieder etwas von ihrer Umwelt mitbekommen würde? Aber vielleicht war das auch gut, dass sie das Ausmaß ihrer schweren Erkrankung nicht wirklich begreifen konnte. Doch zu diesem Zeitpunkt war mir das noch nicht klar.

Wir warteten auf die diensthabende Ärztin. Die Zeit verging schleppend langsam. Mein Vater sah so verzweifelt aus, dass es mir schier das Herz brach. Immer wieder sah er mich fassungslos an, fragend, verzweifelt. Was sollte ich tun? Was sollte ich ihm sagen? Ich hatte Angst! Angst vor der Aussage der Ärztin! Angst vor der Reaktion meines Vaters! Angst, dass meine Mutter jetzt sterben würde! Jetzt oder aber in den nächsten Stunden oder Tagen. Nach einer ganzen Ewigkeit kam die Oberärztin.

„Es handelt sich bei Ihrer Frau", sagte sie zu meinem Vater, „um eine Blutung in der linken Gehirnhälfte. Das Sprachzentrum befindet sich dort, deshalb kann sie nicht sprechen. Kurze prägnante Zweiwortsätze wie „Zunge raus" versteht sie. Ist der Satz jedoch umfassender, versteht sie das nicht mehr. Wir haben schon eine Szintigramm gemacht und werden noch eines machen. Wir können dann sehen, ob die Blutung stoppt oder ob wir noch diese Nacht eine Therapie beginnen. Wenn sich ihr Zustand bis Montag stabilisiert hat, machen wir ein MRT. Das ist eine Schichtaufnahme des Gehirns. Wir können das Gehirn hierbei, bildlich gesehen, in Scheiben schneiden, um so die Ursache herauszufinden. In den nächsten fünf Tagen entscheidet sich, ob ihr Zustand stabil bleibt. Erst dann können wir mehr sagen."

Mein Vater rang um seine Fassung. Er bemühte sich um eine korrekte Sprache und Ausdrucksweise. Daran erkannte ich, wie sehr er kämpfte, nicht den Boden unter seinen Füßen zu verlieren.

Mir war bis zu diesem Moment nur auf der intellektuellen Ebene bewusst, was hier ablief. Emotionell war bei mir bis jetzt nur die Trauer und das Entsetzen meines Vaters angekommen.

Nachdem die Ärztin uns alles erklärt hatte, gingen wir noch einmal in das Krankenzimmer. Wir standen noch ungefähr eine halbe Stunde fassungslos vor Mutters Bett.

„Komm, lass uns fahren", sagte mein Vater zu mir.

„Ja, ich glaube, sie ist sehr müde und braucht Ruhe", antwortete ich ihm.

Wir verabschiedeten uns von ihr - ohne Gewissheit, ob sie überhaupt wahrgenommen hatte, dass wir bei ihr waren und ohne die Gewissheit, ob sie am nächsten Tag noch leben würde. Fünf Tage, hatte die Oberärztin gesagt. Erst nach fünf Tagen würde sich herausstellen, ob ihr Zustand stabil bliebe. Schweigend gingen wir zum Auto. Die Luft war klirrend kalt.

„Schön, dass du mitgekommen bist." Mein Vater nahm mich in den Arm. Ich war so froh, dass ich ihn nicht allein gelassen hatte.

Am nächsten Morgen wachte ich auf und dachte sofort an meine Mutter. Ich hatte wider Erwarten gut geschlafen. Doch nun holte mich die Realität plötzlich wieder ein. Wie schön wäre es, wenn es sich nur um einen bösen Alptraum gehandelt hätte. Ich musste so schnell wie möglich zu meinen Pferden.

Mit Q.C., meinem braunen Labrador im Schlepptau, zog ich los. Immer, wenn ich im Stall war und arbeitete, war er dabei. Das vertraute freundliche Wiehern meiner Pferde begrüßte mich. Sofort fühlte ich mich besser. Hier war der Ort, an dem ich abschalten konnte. Hier war der Platz, an dem ich mich sicher fühlte. Eine Oase des Glücks inmitten meiner Pferde!

Pferde putzen, striegeln, bewegen, Boxen ausmisten, frisches Stroh verteilen, und, und, und – die tägliche Routine wirkte. Hier inmitten meiner Freunde und Kollegen, nämlich meiner Pferde, war die ganze Situation nicht mehr so bedrohlich. Hier fühlte ich so etwas wie Frieden. Doch plötzlich war alles wieder da und ich dachte an meine Mutter. Vor meinem geistigen Auge sah ich sie auf der Intensivstation liegen. Klein und hilflos in dem Bett. Und plötzlich war wieder alles andere bedeutungslos!

Würde meine Mutter überleben? Wenn ja, wie? War sie dann geistig noch klar oder ein Pflegefall? Unfähig, sich selbst zu versorgen, geschweige denn selbstständig zu überleben. Würde sie je wieder das Sprechen erlernen? Und die bunten Socken, die sie mir immer gestrickt hat, würde sie jemals wieder dazu in der Lage sein?

Ich hatte immer so viel gearbeitet und so wenig Zeit gehabt. Nun saß ich jeden Tag bei ihr am Bett und hoffte und betete. Ich bat Gott und das ganze Universum um Gnade. Ich hatte nie daran gedacht, dass meine Mutter sterben könnte. Zumindest jetzt noch nicht. Es war doch noch viel zu früh! Aber war es nicht immer zu früh?

Ich war gerade beim Ausmisten der Boxen, als mich dieser Ansturm von Gedanken und Gefühlen wie eine Lawine einen wehrlosen Bergsteiger überrollte. Tränen der Angst und der Qualen rannen mir über das gekühlte Gesicht. Ich hörte mich selbst laut schluchzen und versank in einem Sumpf aus Entsetzen und Verzweiflung. Wann hatte ich zuletzt solche Qualen erlitten? Hatte ich das überhaupt schon mal? Wenn ja, dann konnte ich mich nicht erinnern. Das war das Schlimmste, das ich mir vorstellen konnte. Ich fühlte mich wie ein verlorenes Kind. Völlig allein in diesem Stall.

Die Pferde waren draußen im Paddock, und ich beschloss, zu ihnen zu gehen. Eddie, Kimberly, Xsarah und Diana, ein Einstellpferd, drängten sich um mich und trösteten mich. Sie waren mein ganzer Halt in dieser schweren Zeit. Ich war so froh, dass ich die Verantwortung meiner Tiere allein trug. So musste ich immer wieder raus, um sie zu versorgen. Ihr Dasein brachte mich dazu, auch in den schwersten Zeiten meines Lebens mich nicht von meinem Selbstmitleid mitreißen zu lassen.

Auch Kenja und Samurai standen direkt am Gatter ihres Auslaufs daneben und wieherten mir Mut zu. Ich hatte das Gefühl, sie würden mich dazu auffordern, durchzuhalten und den Mut nicht zu verlieren. Und genau das wollte ich. Solche Begebenheiten erlebte ich in dieser schweren Zeit öfters. Nicht nur meinen Patienten, sondern auch mir halfen meine Pferde, meine Freunde!

Dieser Heiligabend wurde zur besinnlichsten Weihnachtsnacht meines ganzen Lebens. Handelte Weihnachten sonst von Freude und Geschenken, so war es dieses Mal ein Abend der Hoffnung und des Bangens.

Seit dem Unglückstag war ich jeden Tag im Krankenhaus gewesen. Die Besuche zehrten an meinen Kräften. Jeden Tag neue Hoffnung, jeden Tag nur Millimeterschritte! Meine Mutter erholte sich für mein Empfinden äußerst langsam, wobei das natürlich nur mein subjektives Empfinden war, denn laut CT grenzte es an ein Wunder, dass sie überhaupt lebte.

Am ersten Weihnachtstag ging ich nicht ins Krankenhaus, sondern schrieb sehr lange an meinem Buch. Später fuhr ich in den Stall und kümmerte mich um meine Pferde. Ich war die ganze Woche nicht geritten. Mir fehlte die Ruhe, aber auch das Gefühl des Getragen-Werdens. Wenn ich bei meinen Pferden war, konnte ich mich wieder freuen. Ich lachte darüber, wie Xsarah und Diana, zwei unzertrennliche Freundinnen, sich auf Schritt und Tritt folgten. Ich lächelte über Kenja, die sich immer wahnsinnig über Eddie aufzuregen schien, aber ständig seine

Nähe suchte. Über die Schusseligkeit von Samurai musste ich lachen, wenn er mal wieder irgendwo gegengelaufen war. Ich genoss die Anhänglichkeit von Kimberly und das Schmusen mit Xsarah. Ja, hier im Stall stand die Welt still, hier fühlte ich mich zu Hause.

In der Zeit, in der ich mich um die Pferde kümmerte, konnte ich meine traurigen Gefühle recht gut kompensieren. Aber als ich an diesem zweiten Weihnachtsabend nach Hause kam, brach die Trauer erneut über mich herein. Es fielen mir so viele Dinge ein, die ich gemeinsam mit meiner Mutter erlebt hatte. Dabei handelte es sich nicht nur um positive Erinnerungen, aber es waren lebendige Erinnerungen. Das, was ich jetzt bei Mam erlebte, kam dem Tod so wahnsinnig nah. Aber ich hatte die Hoffnung, dass sie wieder gesund wurde, ja ich war sogar sehr zuversichtlich, wenn auch ihr Anblick sehr schmerzte.

Ich hatte gelernt, meine Gefühle, wenn es sein musste, von mir abzuspalten. Eine Taktik, die Menschen und Tiere anwenden, wenn der Stress oder die Reaktion darauf zu groß wird. Bei traumatisierten Menschen findet sich diese Strategie in allen Lebenslagen als eine Art Überlebenstechnik. Besonders Therapeuten müssen sich in ihrer Arbeit mit traumatisierten Menschen abgrenzen können. Während der Ausbildung erlernen Therapeuten eine ähnliche Form der Abspaltung. Diese wird, im Gegensatz zu traumatisierten Menschen, bewusst erlernt und durch Energiearbeit aufgebaut, um so das Elend, das sie Tag für Tag hören, zu verkraften. Bei traumatisierten Menschen wird die Abspaltung als Dissoziation bezeichnet. Diese Form findet man auch bei Tieren, kurz bevor diese von einem Raubtier aufgefressen werden. Der Volksmund spricht von „tot stellen." Bei der Abspaltung als Form der Überlebensstrategie kommt es immer wieder zur sogenannten Dekompensation, in der Gefühlsausbrüche die Folge sind. Dies geschieht bei traumatisierten Menschen und Tieren gleichermaßen. In meinem persönlichen Fall half mir - neben meinen Pferden - diese erlernte Art des Abspaltens, weiterzumachen.

Kentaur

Am Montag nach Weihnachten war ich fest entschlossen, zu reiten. Ich musste mich ganz dringend meiner eigenen Seele widmen, um weiter durchhalten zu können. Also nahm ich Kenjas bunt gemustertes Halfter vom Haken und ging zu ihr auf das Gartengrundstück neben dem Paddock, wo sie mit Samurai, ihrem langjährigen Freund und Partner, stand. Die beiden waren wie ein altes Ehepaar. Kenja war das einzige Pferd aus meiner Herde, das Samurai respektierte. Die beiden standen seit mittlerweile über zehn Jahren zusammen, hatten gemeinsam zwei Fohlen gezeugt und auch sonst in den Jahren gemeinsame Höhen und Tiefen erlebt. Sie arbeiteten am längsten in der Reittherapie und waren beide sehr erfahren. Wenn ich die beiden so zusammen stehen sah, wurde mir warm ums Herz. Sie hatten mich schon so lange durch mein Leben begleitet. So manche schwere Stunde habe ich mit ihnen verbracht.

Ich ging zu Kenja, legte ihr das Halfter um den Kopf und führte sie in den Stall. Nach dem Putzen führte ich sie in die Halle und setzte mich in den Sattel. Ich hatte einige Bedenken, sie zu reiten, und machte mir wegen meiner übermächtigen Gefühle Sorgen. Ich war mir vollkommen darüber im Klaren, dass es sich hier nicht nur um Trauer handelte. Nein, ich war mir sicher, dass hier auch eine gehörige Portion Aggression dabei war. Mit diesem Gefühlschaos wollte ich meine sensible Stute reiten und hoffte, dass sie nicht zu sehr spiegelte. Natürlich hätte ich es besser wissen müssen! Dadurch, dass ich mir meiner kompletten Gefühle bewusst war, gab es für Kenja überhaupt keinen Anlass, mich zu spiegeln. Und so erlebte ich auf Kenja einen Ritt, der in dieser Form in meinem bisherigen Reiter- und Berufsleben einmalig war.

Kenja lief einfach traumhaft. Sie trabte in schwebenden Tritten unter mir, sodass ich das Gefühl hatte, wir wären miteinander verbunden.

Ja, ich wollte loslassen! Ganz besonders im Kopf wollte ich loslassen. Ich wollte endlich die quälenden Gedanken über den desolaten Zustand meiner Mutter vergessen. Nicht für immer, nein, nur für diesen Moment, in dem ich mit meinem Pferd hier gemeinsam in der Reithalle verweilte. Und dann gelang es mir tatsächlich, meinen Kopf auszuschalten, meine Gedanken zum Schweigen zu bringen. Ich schaffte es, mich nur auf das Hier und Jetzt zu konzentrieren.

In diesem Moment spürte ich eine geistige Verbindung zwischen mir und dem Pferd. Es war so, als hätte sich mein Gehirn an das von Kenja angedockt. Sie verstand auf telepathische Weise genau, was ich von ihr wollte. Zusätzlich bewegten sich meine Muskeln mit ihren in Einklang, sodass es sich anfühlte, als seien unsere Körper miteinander vereint.

Es war wie im Traum. Ich ritt mit Kenja im Schulterherein - eine Übung, in der die innere Schulter des Pferdes auf dem inneren Hufschlag geht, wobei das innere Hinterbein stärker unter den Schwerpunkt tritt. Bei dieser Lektion spürte ich zum ersten Mal ganz deutlich die Bewegung. Ich ertastete die Wirbelsäule des Tieres zwischen meinen Schenkeln und erspürte jede Bewegung. Nur der Gedanke an die Biegung veranlasste die Stute, genau das zu tun. Ich war völlig fasziniert von diesem Zusammenspiel. Ich stellte mir vor, ich sei ein Kentaur, jenes Fabelwesen, das zur einen Hälfte Pferd und zur anderen Hälfte Mensch ist. Ja, ich war ein Kentaur! Alle meine Sorgen schienen sich in Luft aufzulösen. Alles trat für diesen einen Moment in den Hintergrund. Es gab nur mich und Kenja, hier in der kleinen Reithalle.

Und wieder einmal trug und ertrug mich diese sensible Stute auf einem für mich so schweren Weg durch mein Leben. Ich ließ mich von ihr tragen und empfand eine tiefe Dankbarkeit. Als wir unsere Trainingseinheit beendet hatten, fühlte ich mich wesentlich besser. Jetzt wusste ich, was mir die letzten Tage gefehlt hatte. Wieder einmal hatte ich meine eigenen Bedürfnisse hinten angestellt. Sicher war das zu diesem Zeitpunkt die richtige Entscheidung. Doch instinktiv spürte ich, dass ich meine Ressourcen einsparen musste, wenn ich die ganze Situation ohne Schaden überstehen wollte. Also beschloss ich, auch noch Kimberly zu reiten. Ich fühlte mich wie ein Junkie, der frisch aus einer Entgiftungsstation entlassen, am Bahnhof bei seinem Dealer vorbeikommt.

Mit Kimberly in der Reithalle begann ich zuerst mit der Arbeit an der Hand. Kimberly war sehr kooperativ, so setzte ich mich nach ein paar Minuten auf ihren Rücken. Ich ritt zuerst im Schritt und trabte nach ein paar Runden an. Die erste Zeit trabte ich noch im leichten Sitz, um ihren jungen Rücken zu schonen, ging dann zum Leichttraben über und versuchte, ab und zu mal auszusitzen. Kimberly machte alles ganz toll, und auch hier gelang es mir, meinen Kopf völlig auszuschalten. Ich ritt sie nach und mit meinem Gefühl. Und wieder hatte ich das Bild des Kentaurs vor mir. Es war traumhaft schön.

Als ich an diesem Abend vom Stall aus nach Hause fuhr, hatte ich unendlich viel Kraft getankt. Ja, ich wusste, dass ich weiter reiten musste, um stark zu bleiben. Stark für meine Mutter, stark für meinen Vater und stark für mich und die kommenden Wochen und Monate.

So vergingen die Tage. Meine Mutter wurde jeden Tag ein kleines bisschen wacher. Sie konnte jeden Tag ein wenig mehr von ihren rechten, zuerst noch komplett gelähmten Gliedmaßen bewegen. Am zwölften Tag nach dem Schlaganfall hatten die Schwestern sie angezogen und in einen Rollstuhl gesetzt. Darin auszuharren und zu kämpfen, ums Überleben zu kämpfen, das war das schwerste für meine Mam. Und für uns, dies beinahe hilflos mitanzusehen. Mein Vater und ich telefonierten täglich, manchmal sogar zweimal.

Meine Gefühle schwankten von einem Tag zum anderen, zwischen Hoffen und Bangen, zwischen Freude und tiefer Traurigkeit.

Pünktlich zum Jahresanfang, genau am 01.01.2011 berichtete mir mein Vater, dass meine Mutter die ersten Schritte gegangen war und die ersten Worte gesprochen hatte. Ihre rechte Körperhälfte, die noch ein paar Tage vorher gelähmt war, konnte sie wieder vollständig bewegen.

Das Jahr hatte wirklich wundervoll begonnen.

Von da ab ging es bergauf. Meine Mutter bekam einen Platz in einer Rehabilitationsklinik. Sie übte fleißig, um das Sprechen wieder zu erlernen. Um ihre gesamte Motorik wieder uneingeschränkt bewegen zu können, arbeitete sie unermüdlich. Heute kann sie wieder normal sprechen und sich bewegen. Das Universum hatte Gnade erwiesen und ich war sehr dankbar dafür. Und meinen Pferden war ich dankbar.

Ohne sie und die Kraft, die sie mir damals verliehen, hätte ich die schwere Zeit nicht so gut durchgestanden.

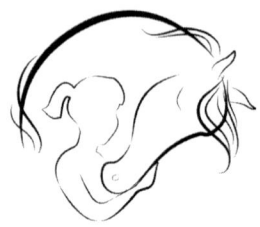

Multiple Persönlichkeiten

Die multiple Persönlichkeitsstörung oder multiple Persönlichkeit ist eine bestimmte Form der Persönlichkeitsstörungen, die besonders bei schwer traumatisierten Menschen auftritt. Menschen mit multipler Persönlichkeit waren in ihrer frühesten Kindheit schrecklicher Gewalt und Missbrauch ausgesetzt. Um diese schwersten Traumata zu überleben, entwickelten sie mehrere Persönlichkeiten. Diese Menschen hatten niemanden, dem sie vertrauen konnten und waren komplett auf sich alleine gestellt. Die Ursache dieser Art von Störung findet sich zum Beispiel oft im organisierten Verbrechen in Form von Satanismus oder ähnlichen schrecklichen Erlebnissen.

Es handelt sich hierbei um mindestens zwei verschiedene Persönlichkeiten innerhalb eines Menschen, von denen zu einem bestimmten Zeitpunkt nur eine im Vordergrund steht. Das bedeutet, dass, wenn man diese Person anspricht, die jeweils andere nicht erreichbar ist. Jede dieser einzelnen Persönlichkeiten hat ein eigenes Gedächtnis, eigene Vorlieben und Verhaltensweisen. Es gibt männliche und weibliche Persönlichkeiten, Erwachsene und Kinder, Täterprofile und solche, die sich in der Opferrolle befinden. Jede der vorhandenen Persönlichkeiten hat die volle Kontrolle über das Verhalten des Betroffenen. Meist weiß der Patient selbst gar nicht, dass er multiple ist, da jede Persönlichkeit ein eigenes Gedächtnis hat und sich nicht an die Taten der anderen erinnern kann. Im folgenden Beispiel berichte ich über eine Patientin, die vorher nichts von ihrer multiplen Persönlichkeit wusste.

Miriam

Miriam war gerade zweiunddreißig Jahre alt, als sie von schweren Depressionen geplagt, die ambulante psychiatrische Pflege von ihrem Arzt verordnet bekam.

Bei meinem ersten Besuch kam mir das Grausen, da ich sie nach ihren Zielen für die Zukunft fragte. Die zierliche Frau mit den feuerroten Haaren und leuchtend grünen Augen antwortete niedergeschlagen, aber fest entschlossen, dass ich zusammenzuckte.

„Ich habe nur ein Ziel. Ich warte auf den Tag, an dem meine Tochter achtzehn wird, damit ich mich endlich umbringen kann." Diese zwei Sätze kamen mit einer solchen Wucht und Ausdruckskraft auf mich zugeschossen, dass hier jegliche Antwort überflüssig, ja sogar ein meiner Meinung nach fataler Fehler gewesen wäre.

Die junge Frau hatte eine elfjährige Tochter, Maike, die ihr ganzer Halt war und die sie über alles liebte. Ohne dieses Mädchen hatte ihr ganzes Leben keinen einzigen Sinn. Ich spürte gleich, dass hier mehr dahinter steckte als eine „einfache" Depression. In dieser Frau war eine so tiefe Verzweiflung und ein solcher Selbsthass, dass ich mir sicher war, hier handele es sich um eine traumatisierte Frau. Was sich wirklich im Laufe der Zeit herausstellte, übertraf meine dunkelsten Ahnungen.

Miriam wurde von ihrem Stiefvater über Jahre sexuell missbraucht, mit vierzehn schließlich heroinabhängig. Ihre beste Freundin und deren Familie nahmen sie bei sich auf und führten mit ihr einen kalten Entzug durch. Diese Familie unterstütze Miriam auch dabei, ihren Peiniger anzuzeigen und vor Gericht zu bringen. Er wurde zu fünf Jahren Freiheitsentzug verurteilt, wobei die letzten beiden Jahre wegen guter Führung auf Bewährung ausgesetzt wurden. Ihre Familie hasste sie dafür. Ihre Mutter warf Miriam vor, sie hätte ihr Leben zerstört. Was für eine Ironie, wenn man bedenkt, dass die eigene Mutter das Leben ihres Kindes zerstört hat, indem sie die Tochter nicht geschützt, sondern, ganz im Gegenteil, sogar noch dem Stiefvater zur Verfügung gestellt hat. Szenen wie: „Geh mal Papa die Haare waschen", wenn dieser in der Badewanne lag, oder beim Urlaub im Wohnmobil: „Du schläfst bei Papa" waren keine Seltenheit.

Die aktuelle Krise von Miriam ergab sich daraus, dass ihre Familie sie nicht in Ruhe ließ. Ständig versuchten sie, Maike zu beeinflussen. Sie erzählten ihr, wie krank ihre Mutter sei und sie doch lieber zu den Großeltern ziehen sollte. Das war natürlich für die schwer traumatisierte Miriam ein fürchterlicher Gedanke.

Ich schlug Miriam schon in der ersten Stunde vor, die Therapie mit Hilfe der Pferde fortzusetzen. Es dauerte eine Weile, bis Miriam so viel Vertrauen zu mir hatte, um mit mir gemeinsam im Auto zum Stall zu fahren. Miriam selbst hatte kein Auto und deshalb hatte ich sie abholen müssen. Da sie ein sehr großes Problem mit der Nähe fremder Menschen hatte - sie gab niemandem die Hand – war die ganze Sache schwierig. Nach ungefähr zwei Wochen wollten wir es probieren. Miriam schaffte es tatsächlich, ohne Panikattacke mit mir zum Stall zu fahren. Jedoch spürte ich ihre große Anspannung.

Kenja, Samurai und Kimberly waren, wie üblich, sehr neugierig. Miriam schaute erst einmal mit einem Abstand von circa einem Meter auf die drei Pferde.

„Meine Freundin hat auch Pferde, aber bis jetzt habe ich die immer nur von weitem gesehen." Sie wirkte sehr skeptisch, während sie sprach. Ich bemerkte, unter welch großem Druck sie stand. Die großen Tiere, mit denen sie noch nie Kontakt hatte, dann ich als wildfremde Person, und wir alle in diesem für sie so engen Raum.

„Lassen Sie sich ruhig Zeit. Wir müssen nichts überstürzen. Sie geben das Tempo an. Wenn Sie so weit sind, dass Sie vielleicht ein Pferd streicheln möchten, dann sagen Sie Bescheid." Obwohl mir klar war, dass dies zu diesem Zeitpunkt noch nicht möglich war, wollte ich ihr mit meiner Aussage ein Stück Sicherheit geben.

Zwei Wochen später äußerte Miriam den Wunsch, Kenja zu putzen. Ich holte die Stute aus dem Stall und band sie draußen an. Miriam begann, das Pferd zu streicheln und mit sanfter Stimme auf es einzureden. Miriam hatte allerdings so wahnsinnige Angst vor mir, dass Kenja anfing, unruhig hin- und herzugehen.

„Miriam, das Pferd ist aufgeregt, was ist mit Ihnen? Was fühlen Sie?"

„Es macht mir Angst, wenn Sie so dicht neben mir stehen." Es schien ihr peinlich zu sein und diese Aussage hatte sie bestimmt Überwindung gekostet.

„Wäre es besser, wenn ich Sie mit einigem Abstand beobachte und zum Beispiel dabei den Stall ausmiste?" Ich wusste, es hatte keinen Sinn, sie unter Druck zu setzen. Miriam war von den eigentlich vertrautesten Menschen im Leben, ihren eigenen Eltern verraten und missbraucht worden. Warum sollte sie dann einer fremden Person vertrauen?

„Ja, das würde mir helfen", sagte sie und fügte schüchtern hinzu, „bitte nicht böse sein." Um Gottes Willen, ich war ihr nicht böse. Ich war nur über so viel Angst erschrocken, die meine Stute deutlich spiegelte.

Es dauerte einige Wochen, bis Miriam es aushalten konnte, dass ich auf relativ großem Abstand in der Nähe war. Und noch einmal mehrere Wochen, bis sie begann, mit mir während der Therapie zu sprechen. Bis dahin mistete ich den Stall aus, während Miriam das Pferd putzte. Dabei beobachtete ich, dass das Pferd total entspannt dastand, wenn ich weiter weg war. Sobald ich jedoch dem Individualraum von Miriam zu nahe kam, begann Kenja unruhig zu werden und die Ohren anzulegen.

Miriam trug immer lange Hosen und langärmelige Pullover. Als es wärmer wurde und die ersten Sonnenstrahlen den Frühling ankündigten, hatte sich Miriams Kleidung noch nicht groß verändert. Ich war schon komplett auf Wärme eingestellt und hatte meine Wintersachen in der hintersten Ecke meines Schrankes verstaut. Der Winter war, wie jedes Jahr für mich als Frostbeule, wieder mal viel zu lang, und ich freute mich, endlich wieder T-Shirts zu tragen.

Wieder dauerte es etliche Wochen, bis Miriam den Mut aufbrachte, kurze Kleidung zu tragen und damit ihre Wunden an Armen und Beinen zu offenbaren. Den Narben nach zu urteilen, hatte ich hier keinen Fall von ein „bisschen Ritzen." Diese Narben sprachen von Selbstzerstörung extremsten Ausmaßes.

„Mein Arzt hat mir Nahtmaterial mitgegeben", erzählte mir Miriam einmal lachend. „Er hat wohl Angst, ich verblute. Und da ich eh keinen Notarzt rufe, soll ich es selber machen." Ich erinnere mich noch genau daran, wie ich mich bei dem Gedanken, ohne Betäubung die Haut zusammenzunähen, schüttelte. Ich war entsetzt! Wie viel Schmerzen muss ein Mensch in sich tragen, um sich solchen weiteren Schmerzen auszusetzen? Wie sehr musste Miriam als Kind gelitten haben. Zum damaligen Zeitpunkt konnte ich das nur erahnen. Ich sollte es jedoch später noch leibhaftig miterleben.

Miriam entdeckte ihre Liebe zu den Pferden. Es war fantastisch, mit anzusehen, wie sie eine Verbindung mit ihnen einging. Wenn sie eins der Tiere putzte, war dieses so entspannt, als würde es gleich schlafend umfallen. Ich war fasziniert. Miriam begann, sich zu verändern. Die Pferde hatten ihr wieder Lebensmut gegeben. Miriam entdeckte Verspannungen bei den Tieren und begann, sie an diesen Stellen zu massieren. Mehr als einmal hatte ich das Gefühl, sie habe heilende Hände.

Dann, an einem Dienstagnachmittag, geschah etwas für mich damals Unfassbares. Miriam rief mich an und sprach mit verstörter Stimme. „Ute, haben Sie heute noch Zeit für mich? Es geht mir nicht gut, bitte würden Sie noch mal vorbeikommen?"

„Natürlich! Ich bin so gegen sechzehn Uhr bei Ihnen."

Zu unserem ambulanten Pflegedienst gehört eine vierundzwanzigstündige Rufbereitschaft, und ich hatte gerade Dienst. So konnte ich Miriam in ihrer Krise unterstützen.

Als ich in Miriams Wohnung ankam, traf ich auf ihren Freund Karsten. Lange war ich nicht dahinter gekommen, in welch eigentümlicher Symbiose die beiden zueinander standen. Miriam hatte mir erzählt, sie und Karsten hatten einmal zusammengelebt. Irgendwann funktionierte es nicht mehr und sie trennten sich. An sich nichts Außergewöhnliches, circa jede zweite Beziehung bricht früher oder später auseinander. Was mich hierbei irritierte, war diese rein platonische Liebe zwischen diesen beiden Menschen. Schon oft hatte ich mich gefragt, wie so eine Verbindung möglich sei und ob nicht doch mehr dahinter steckte. Aber es schien wirklich eine ganz klare Trennung zwischen seelischer und körperlicher Liebe zu sein.

Miriams Wohnung war, wie ich bei meinen ersten Besuchen bemerkt hatte, ziemlich dunkel. Das lag an dem großen Baum im Garten, dessen Krone das Licht daran hinderte, ins Wohnzimmer zu scheinen. Obwohl

Miriam stets die Balkontür offen hatte, damit auch ihre beiden Katzen rein und raus konnten, roch es immer sehr stark nach Zigarettenrauch. Miriam liebte die beiden Stubentiger. Sie besaß eine pechschwarze Katze mit Namen Nelly und Carlos, einen rot getigerten Kater. Die kleine Zweizimmerwohnung war gemütlich in lila- und bordeauxfarbenen Nuancen eingerichtet. Miriam hatte sich bemüht, sich hier eine Insel der Zuflucht einzurichten. Maike hatte ihr eigenes Zimmer, während Miriam ihr Bett im Wohnzimmer stehen hatte.

Miriam liebte ihre Tochter über alles und Maike schien auch ihre Mutter über alles zu lieben. Natürlich gab es die üblichen Mutter-Tochter-Konflikte. Für Miriam, eine Frau mit solcher Vergangenheit, war es eine beachtliche Leistung, überhaupt lieben zu können. Die Liebe zwischen Mutter und Kind ging soweit, dass Maike ihrer Mutter oft die Wunden versorgte, wenn diese sich in einem Anflug von zerstörerischem Selbsthass mit einer Rasierklinge Arme und Beine aufgeschnitten hatte. Für das Mädchen eine enorme Belastung, dazu die immer stärker werdenden Depressionen von Miriam, alles zusammengenommen war dies für ein Kind in Maikes Alter ein unerträglicher Zustand. Nicht selten kam das Mädchen aus der Schule und fand ihre Mutter schlafend vor, weil diese mal wieder die ganze Nacht wach gewesen war.

Nachdem ich Miriam an der Haustür begrüßt hatte, gab ich Karsten die Hand und ging dann zu Maike ins Zimmer.

„Hallo, Große, na wie sieht es aus?"

„Hallo. Doof sieht es aus." Maike saß trotzig auf dem Bett. „Ich will zu Oma und Opa, und Mama lässt mich nicht!" Sie war wirklich ziemlich sauer und ich ahnte, worum es hier heute ging.

Miriam hatte ihrer Tochter noch nie erzählt, warum sie den Kontakt zu ihren Eltern mied und warum sie nicht wollte, dass ihre Tochter dort schlief. Für Maike war das natürlich völlig unverständlich. Warum sollte sie nicht wie alle andern Mädchen und Jungen in ihrer Klasse Oma und Opa besuchen? Hatte Oma vielleicht doch recht, wenn sie sagte, Mama sei verlogen und wolle die Familie auseinander bringen? Maike war total verunsichert und ihre Mutter war nicht in der Lage, mit ihr zu sprechen.

Ich ging hinüber zu den Erwachsenen und fragte, was denn überhaupt passiert wäre. Miriam wirkte wie versteinert, als sie sprach.

„Meine Tochter will zu ihrer Oma und ihrem Opa." Jegliche Emotionen schienen aus ihrem Körper gewichen zu sein. Sie zog hektisch an ihrer Zigarette. Karsten saß da und sagte nichts.

„Das ist ein Problem", bemerkte ich. „Miriam, Sie haben mit Ihrer Tochter noch nie über die Vorfälle in Ihrer Kindheit gesprochen. Dass Ihr Stiefvater im Gefängnis war, weiß sie nicht. Maike versteht die Gründe für Ihre Opposition und Ablehnung nicht."

„Nein", antwortete Miriam mit monotoner Stimme. „Ich dachte immer, sie wäre noch zu jung dafür."

„Zu jung? Wie alt waren Sie, als es anfing? Sechs Jahre? Oder waren Sie erst vier? Waren Sie nicht auch zu jung?" Ich spürte, wie ich innerlich wütend wurde, nicht auf Miriam, nein, auf die gesamte Situation. Warum musste immer alles so kompliziert sein? Warum konnte ihre Familie sie nicht einfach in Ruhe lassen? Sie hatten doch schon ein Leben zerstört, musste es jetzt noch eins sein?

Von Miriam wusste ich, dass die Oma Maike immer sehr unter Druck setzte, damit sie die Großeltern besuchte. Es wurden ihr Dinge versprochen, die sie aber nur dann erhalten sollte, wenn sie zu Besuch käme.

Es gab vielleicht einen Ausweg aus der Situation. Ich musste mit der Tochter reden. Ich war mir nicht sicher, ob ich die richtige Person dafür war, diesem Mädchen solch eine Schreckensnachricht kindgerecht, wenn dies überhaupt möglich war, zu überbringen.

Ich holte tief Luft. „Miriam, soll ich mit Maike reden? Soll ich versuchen, ihr zu erklären, was Ihre Motive sind und warum Sie so handeln müssen?"

„Ja", antwortete sie nur leise. Miriam hatte ihre Kraft verloren. Ich ging hinüber zu Maike und erklärte ihr, so behutsam wie möglich, was damals passiert war. Ihre Mutter wolle deshalb nicht, dass sie zu ihren Großeltern fuhr.

Was dann passierte, war der Beginn einer stundenlangen Odyssee. Maike glaubte mir kein Wort oder es war ihr völlig egal. Sie machte einen riesengroßen Aufstand. Nachdem Maike nicht zu beruhigen war, ging ich hinüber zu Miriam und Karsten. Karsten begann mir nun über die desolaten Familienverhältnisse zu berichten, die er während seiner langjährigen Beziehung zu Miriam kennengelernt hatte.

Während Karstens Ausführungen wurde Miriam immer unruhiger, zog hektischer an ihren Zigaretten, atmete immer lauter und schwerer. Vergeblich versuchte ich, sie zu beruhigen. Sie begann, die Augen zu rollen. Das Atmen steigerte sich zu einem angsteinflößenden Stöhnen. Es hörte sich wie bei einem Tier an, das kurz vor dem Verenden steht. Die Augen rollten weiter. Ich sah ängstlich auf Karsten. Der saß da, ganz ruhig und sah Miriam an. Plötzlich wurde das schreckliche Stöhnen von Schreien abgelöst, von grässlichen ohrenbetäubenden Schreien.

„Oh Gott!", dachte ich entsetzt. Sofort wurde mir klar, was sich hier abspielte. Miriam war mitten in ihrer alten Geschichte. Sie erlebte wieder aufs Neue, was ihr Peiniger ihr angetan hatte. Markerschütternde Schreie, die klangen, als würde sie auf bestialische Weise gefoltert. Da wusste ich, dass es sich bei Miriam nicht nur um einen „üblichen" sexuellen Missbrauch gehandelt haben konnte. Was sich hier gerade vor meinen Augen abspielte, war ein Szenario, das sonst nur in blutrünstigen Horrorfilmen vorkam.

Nachdem sie nicht mehr schrie, begann Miriam herzzerreißend zu weinen. Ich setzte mich zu ihr und streichelte ihr über den Rücken. Sie ließ es geschehen. Ich hatte völlig vergessen, dass sie sich eigentlich nicht berühren ließ. Ich hatte nur schlichtweg das Bedürfnis, sie zu beruhigen. Oder wollte ich mich nur selbst beruhigen?

Ein Blick zu Karsten machte mich darauf aufmerksam, dass ich Miriam keinen Gefallen tat.

„Nein, nicht!", sagte er, wobei er energisch mit dem Kopf schüttelte. „Das dauert jetzt noch ungefähr zwanzig Minuten. Dann ist sie wieder durch. Ich kenne das."

Ich setzte mich wieder auf meinen Platz in den großen Sessel, in dem sonst immer eine der beiden Katzen lag. Sie hatten schon lange die Flucht ergriffen und sich irgendwo verkrochen. Wussten sie, was sich hier abspielte? Hatten sie das vielleicht schon öfter erlebt? Dann hörte Miriams Weinen auf.

„Na Gott sei Dank!", dachte ich. „Sie ist durch." Ich sah Miriam an und traute meinen Augen nicht. Um Himmels willen! Was war denn jetzt los? Miriam schien überhaupt nicht anwesend zu sein. Sie saß im Schneidersitz auf ihrem großen, mit braunrotem Stoff bezogenen Sofa und schaute wie ein Kuckuck mit ruckartigen Bewegungen ihres Kopfes im gesamten Zimmer umher. Über ihrem Kopf hing eine venezianische Maske, die der ganzen Situation noch mehr Essenz des Gruselns zufügte, als diese es sowieso schon hatte. Ich schaute Miriam ins Gesicht und konnte mir nicht erklären, wieso sie auf einmal so verändert aussah. Ihr Blick, ihre Gesten, die in Falten gelegte Stirn, all das wirkte so fremd. Selbst ihre sonst so strahlend grünen Augen hatten jetzt eher einen Grauschimmer. Ihr ganzes Gesicht wirkte viel kantiger als zuvor.

Dann sprach sie mit einer Stimme, die eher einem Mann gehörte: „Wo ist sie?"

Ich kam mir vor wie in einem Krimi. Was war hier los? Plötzlich fiel mir das Kind ein. Maike saß immer noch bockig in ihrem Zimmer.

„Karsten, wäre es nicht besser, Sie würden Maike zu ihrer Freundin bringen?" Ich sah Karsten besorgt an. „Ich glaube nicht, dass es gut für sie ist, wenn sie ihre Mutter so sieht."

„Ja, ich kann sie hinbringen, ist wohl besser."

Ich ging zu Maike, um sie über unsere Absicht zu informieren. „Karsten fährt dich zu deiner Freundin. Deiner Mutter geht es gerade nicht gut."

Als Maike kurz aus ihrem Zimmer kam und um die Ecke ins Wohnzimmer sah, fragte ich sie: „Hast du deine Mama schon mal so gesehen?" Als Maike mir antwortete, war ich mir aus irgendeinem Grund, den ich nicht beschreiben konnte, ziemlich sicher, dass sie mich anlog.

„Nein, sie hat mich immer vorher weggebracht." Es klang immer noch trotzig. Sie schien nicht die geringste Spur von Mitleid für ihre Mutter zu empfinden. War diese Mutter-Tochter-Beziehung doch wesentlich morbider, als es von außen den Anschein hatte?

Karsten fuhr das Mädchen zu ihrer Freundin. Während ich da so allein mit Miriam saß, wurde mir klar, dass es sich hier nicht mehr um dieselbe Person handelte. Die Person, die jetzt an ihre Stelle getreten war, nannte sich Brodt und suchte gerade nach Miriam.

Während unserer Treffen hatte Miriam mir öfter von Brodt erzählt. Aber ich hatte nicht die geringste Vorstellung davon gehabt, dass Miriam und Brodt sich einen Körper teilten, dass Miriam eine multiple Persönlichkeit ausgebildet hatte. Umso geschockter und ungläubiger war ich in diesem Augenblick. Bisher hatte ich noch nichts mit multiplen Persönlichkeiten zu tun gehabt.

Brodt schien nicht besonders freundlich zu sein. „Ah, jetzt habe ich Miriam gefunden. Da liegt sie auf dem Boden und jammert. Willst du Möhrchen?" Er sah mich höhnisch an. Ich hatte keine Ahnung, was er wollte. „Na, siehst du nicht, wie sie mit den Zähnen klappert? Kannst `ne Möhre reinstecken, dann hast du Möhrchensalat."

Ich konnte über diesen Sarkasmus überhaupt nicht lachen. Irgendwie hatte ich immer noch nicht so richtig verstanden, in welchen Gruselfilm ich hier gerade hineingeraten und wie gefährlich das eigentlich war.

Es folgten weitere abfällige Bemerkungen von Brodt. „Mann, stinkt dieser Körper. Den muss ich erst mal waschen, wenn ich hier noch drin bleiben will."

Ich war erschrocken. Wieso noch drin bleiben? Was hatte er denn vor? In diesem Moment war mir nicht bewusst, dass Brodt ein Persönlichkeitsanteil von Miriam war. Er war immer da, er war nur nicht immer dominant. Seine Stärke erhielt er in Stresssituationen, dann switchte Miriam und wurde zu Brodt.

„Switchen" ist der klinische Ausdruck, wenn eine gespaltene Persönlichkeit von einer Person in die nächste wechselt.

Miriam hatte neben Brodt mehrere Persönlichkeiten entwickelt. Im Laufe der Therapie lernten wir noch Klara kennen. Sie war ein achtjähriges Mädchen, das Milch trinken wollte, aber Angst vor der Bestrafung durch die Mutter hatte. Wie viele Personen sonst noch in Miriam zu Hause waren, blieb allerdings ein ewiges Geheimnis.

An diesem Abend jedoch hatte ich die Bekanntschaft mit Brodt gemacht. Wie sich herausstellte, war mit ihm nicht zu spaßen. Mein Verdacht erhärtete sich, dass es sich bei Brodt um Anteile des Stiefvaters handelte, der Miriam jahrelang gequält hatte. Das Suchen nach Miriam war eine Wiederholung der Szenarien aus Miriams Kindheit. Sie hatte sich früher immer im Schrank versteckt, war jedoch leider nicht entkommen. Angeklagt und verurteilt wurde ihr Peiniger wegen sexuellen Missbrauchs an seiner Stieftochter, doch was sich mir hier zur Schau bot, war eine Geschichte, die von Sadismus und Folter handelte. Brodt machte sich einen Spaß daraus, andere Menschen leiden zu sehen.

Ich hatte mich durch den Stress jeglicher Emotionen entledigt, so waren sie für mich zu diesem Zeitpunkt nicht spürbar, aber ich sandte sie unbewusst aus. Meine Pferde hätten meine Angst, die ich nicht wahrnehmen konnte, gespiegelt. Aber nicht nur Pferde sind sensibel.

„Na, Sie haben Angst!", sagte Brodt mit dieser fürchterlich schneidenden Stimme. „Ich kann Ihre Angst riechen."

In diesem Augenblick fühlte ich die Angst nicht, ich spürte nur, wie sehr ich mich auf sein Spiel einzulassen schien. Denn ich empfand pure Verachtung für dieses Monster. Kaum realisierte ich, dass es sich hier ja um Miriam handelte. Ich fühlte mich eher wie der Priester in dem Film „Der Exorzist" und versuchte mit Brodt zu kommunizieren.

Nachdem Brodt allerdings wiederholt damit gedroht hatte, dass er Miriam dazu bringen würde, sich selbst zu verletzen, blieb mir nichts anderes übrig, als den Notarzt zu rufen und ihn gegebenenfalls dazu zu bewegen, eine Zwangseinweisung für Miriam beziehungsweise Brodt zu veranlassen. Ich sträubte mich sehr lange gegen den Gedanken, sie gegen ihren Willen in eine Klinik bringen zu lassen.

Karsten, der inzwischen wieder eingetroffen war, hatte zu Beginn dieser ganzen Episode angeboten, die Nacht bei Miriam zu bleiben und auf sie zu achten. Genau wie er hatte ich die Sorge, dass man Miriam, so aggressiv wie sie im Moment wirkte, sofort fixieren würde. Ich kannte die Betten mit den Gurten aus festem Leinengewebe noch sehr gut aus meiner Zeit im Nachtdienst in der Klinik. Ich wollte nicht, dass diese schwer traumatisierte Frau durch die Abläufe einer geschlossenen Station, auf die sie zwangsläufig kommen würde, eine erneute Traumatisierung durch eine Fixierung erfuhr. Nachdem nun aber der hochaggressive Brodt aus Miriams Körper herausgetreten war und uns beide auf eine solch böse Art kontaktierte, wollte Karsten sich der Gefahr, wenn er dort übernachten sollte, nicht aussetzen. Ich hielt das für eine sehr weise Entscheidung, denn es war wirklich nicht abzuschätzen, zu welchen Maßnahmen Brodt fähig war. Seinen Hass und seine Verachtung hatte er uns deutlich klar gemacht. Ich war die „Feindfrau" und meine Pferde waren „Mistviecher". Er hatte versprochen, dass er Miriam diesen Blödsinn noch austreiben würde. Karsten bezeichnete er als „kleinen Wicht", der zu nichts Nutze war. Und die stinkende und jammernde Miriam, die da auf dem Boden lag, war ihm sowieso zuwider.

„Willst du sie mal wie ein abgestochenes Schwein bluten sehen? Wenn es das nächste Mal soweit ist, rufe ich dich vorher an." Miriam konnte diese Nacht nicht allein in ihrer Wohnung verbringen. Das war mir klar.

Es war mittlerweile zwanzig Uhr fünfundvierzig. Knapp fünf Stunden war ich nun bei Miriam und Karsten. Die Nacht zuvor hatte mich eine meiner Patientinnen um drei Uhr aus dem Bett geklingelt. Diese hatte die Nachricht aus dem Krankenhaus bekommen, ihre Mutter sei verstorben. Ich war natürlich gleich zu ihr gefahren und hatte sie bis morgens um Sechs getröstet. Um acht Uhr hatte mein Dienst begonnen. Langsam spürte ich, dass meine Energie nachließ. Ursprünglich wollte ich gleich nach Feierabend ein heißes Bad nehmen und ins Bett gehen. Nun war mein Adrenalinspiegel so hoch, dass an Schlafen nicht zu denken war, dennoch spürte ich mittlerweile eine gewisse Kraftlosigkeit. Momentan kamen wir weder vor noch zurück. Die Situation steckte fest und konnte jederzeit eskalieren. Das Ganze musste ein Ende finden, so wählte ich entschlossen die Nummer des Notdienstes.

„Hallo, ärztlicher Notdienst", meldete sich eine junge Frauenstimme.

„Hallo, ich benötige dringend einen Arzt für eine junge Frau. Sie ist scheinbar multiple und verbal sehr aggressiv. Ich weiß nicht, wie lange es dauert, bis die ganze Sache kippt." Mir war der Ernst meiner Worte zu diesem Zeitpunkt nicht wirklich bewusst. Ich hatte an diesem Abend keinerlei Emotionen. Ich hatte alles sachlich und fachlich geregelt, ohne ein Empfinden zu verspüren, in was für einer gefährlichen Situation ich mich befand. Natürlich, auf der sachlichen Ebene war mir das mehr als klar.

Mit der örtlichen Polizei hatte ich schon vorher telefoniert und glücklicherweise meinen Exmann am Telefon gehabt. Nach unserer Trennung hatten wir ein ganz normales Verhältnis zueinander aufgebaut. Die Wunden des verletzten Stolzes waren verheilt, ohne große Narben hinterlassen zu haben. Das war uns sehr wichtig, um die Kinder nicht mehr als nötig leiden zu lassen. In dieser aktuell heiklen Situation war ich besonders froh darüber. Ich musste ihm nicht viel erklären, nur so viel, dass, wenn die Situation wirklich eskalierte, ich sofort Unterstützung erhalten musste.

„Wir haben um einundzwanzig Uhr Schichtwechsel. Wir machen noch Übergabe und dann kommt jemand vorbei. Haben Sie noch ein bisschen Geduld." Die Schwester am anderen Ende klang sehr freundlich. Sie hatte keine Ahnung davon, in was für einer brenzligen Situation ich mich hier gerade befand. Nur Brodt konnte meine Angst spüren, er konnte sie riechen. Ein widerlicher Gedanke.

Draußen leuchtete mittlerweile der Vollmond rund und klar durch die anbrechende Nacht. Ich fragte mich, ob die Aussagen der vielen Psychiatriepfleger stimmten, dass der Vollmond die Menschen verrückt macht.

Nach einer endlosen Stunde kam der Notarztwagen. Eine junge Ärztin klingelte, begrüßte mich kurz an der Haustür und wollte Miriam gleich untersuchen. Sie stellte sich vor und fragte Miriam nach ihrem Namen.

„Ist doch egal, oder?", antwortete Brodt, überhaupt nicht über den späten Besuch beunruhigt.

„Darf ich mich zu Ihnen setzen?" Die kleine zierliche Frau, mit den kurzen, wasserstoffblonden Haaren ging ohne zu zögern auf Brodt zu.

„Natürlich", sagte er so sarkastisch, dass es mir eiskalt den Rücken runter lief. Die Frau war eine Kinderärztin. Ich spürte, wie meine Anspannung stieg. Ich hatte der Dame zu Beginn ihres Erscheinens erklären wollen, um welches Krankheitsbild beziehungsweise um welche Problematik es sich hier handelte. Sie hatte mich stehen lassen und mir mit einer ziemlichen Arroganz zu verstehen gegeben, dass sie die Ärztin sei. Und ich? Ja, wer war ich überhaupt? Sie hatte mich nicht gefragt und ich sah auch keinen Anlass mehr, es ihr zu erklären.

Als die Ärztin begann, Miriam zu untersuchen und ihr dabei das T-Shirt hochzog, um ihr Herz abzuhören, dachte ich: „Jetzt geht der Spuk gleich los."

Der Höhepunkt des zuvor beschrieben Horrorfilms war noch nicht erreicht. Jetzt schien sich das Drama auf eine Eskalation zuzubewegen. Miriam, die niemandem die Hand gab, die es vor lauter Panik fremden

Menschen gegenüber nicht schaffte, zu einem Gutachter zu gehen, um ihre Grundsicherung zu erhalten. Diese Frau sollte sich nun einer körperlichen Untersuchung unterziehen! Von einer Ärztin, die sie noch nie zuvor in ihrem Leben gesehen hatte. Ja, sicher, im Moment hatte Brodt das Sagen, und der war wesentlich selbstbewusster als Miriam.

Ich beobachtete Miriam und sah, wie ihre Gliedmaßen zu zittern begannen. Es war, als würde ein Sturm durch einen Laubbaum fegen. Da dachte ich wieder an den Film „Der Exorzist". Die besessene Linda Blair wäre hier und würde gleich den Priester, in diesem Fall die Ärztin, packen und aus dem Fenster werfen. Ob die Frau diese Attacke überleben würde, wäre fraglich. Im Film stirbt der Priester.

Aber bevor es so weit kommen konnte, schaltete sich Karsten ein. Dieser hatte bisher still in einer Ecke gesessen und zugesehen. Dies war wohl sein übliches Vorgehen oder Verhalten in solchen Situationen. Er sprang ganz aufgeregt von seinem Hocker auf. Sein Körper bebte vor Wut über so viel Ignoranz. Die Ärztin hatte gerade den Ärmel von Miriams Shirt hochgezogen. Vergeblich hatte ich mehrfach anhand von Gesten versucht, sie vorsichtig auf die bestehende Gefahr hinzuweisen. Karsten war es nicht entgangen, wie sich Miriams Blick erneut verändert hatte. Die Situation drohte gerade vollkommen außer Kontrolle zu geraten, als Karsten wütend rief: „Jetzt hören Sie doch endlich auf. Ich rette Sie nicht, wenn Miriam jetzt ausrastet. Ich habe mal versucht, ihr eine Rasierklinge aus der Hand zu nehmen. Und eins sag ich Ihnen, ich fass sie nicht an, wenn sie abdreht." Er war richtig außer Atem. Es war die pure Angst, die aus ihm sprach. Was hatte er mit dieser Frau schon alles erlebt? Und vor allem, wie sehr musste er sie lieben, um trotz allem für sie da zu sein?

Die Kinderärztin schien begriffen zu haben, dass sie die Lage falsch ein- und unterschätzt hatte. Endlich ließ sie von Miriam ab, füllte ihre Unterlagen aus und bestellte einen Rettungswagen. Dennoch schaffte sie es, Brodt davon zu überzeugen, dass er freiwillig in die Klinik ging.

Seine letzten Worte waren: „Soll die hier doch verrotten, in der Zeit, in der ich nicht da bin. Wenn ihr meint, dass die allein hier klar kommt, mir soll das egal sein." Er hatte ein hämisches Grinsen im Gesicht, während er mit den beiden Sanitätern in den Rettungswagen stieg.

Als ich Karsten allein in der Wohnung zurückließ, um endlich nach Hause zu fahren, war es dreiundzwanzig Uhr. Ich hatte sieben Stunden bei Miriam verbracht. Trotzdem oder gerade deshalb, weil mir der Schlaf fehlte, befand ich mich in euphorischer Stimmung. Ich hatte alles gut hinbekommen. Ich hatte die Situation bis zum Ende unter Kontrolle, zumindest redete ich mir das an diesem Abend ein.

Der große Zusammenbruch kam drei Tage später. Bis dahin hatte ich alles gut verdrängen können. Meine Gefühle zu dem Thema hatte ich, wie ein traumatisierter Mensch, perfekt abgespalten. Das heißt, die Gefühle, die zwar vorhanden waren, konnte ich zu diesem Zeitpunkt nicht spüren. Sie waren sozusagen außerhalb meines Körpers. Doch dann, an dem besagten dritten Tag, prallten alle Emotionen, die ich so gut weggepackt hatte, auf mich ein. Ich werde diesen Tag nie vergessen.

Morgens saß ich bei meinen Pferden im Stall. Ich hatte sie gerade gefüttert und beobachtete meine Tiere beim Fressen. Und plötzlich geschah es. Ich war entspannt und meine Abspalte-Barriere fiel in sich zusammen. Die Bilder der gesamten Szene, die ich erlebt hatte, strömten in mein Gedächtnis zurück und forderten ihren Tribut.

Die Gefühle, die da auf mich zukamen, waren stärker als alles andere, was ich je zuvor erlebt hatte. Plötzlich war mir klar, dass ich mich in Lebensgefahr begeben hatte. Und was dann folgte, war Entsetzen und Angst. Ich spürte genau, wie sich meine Sinneshärchen an Armen und Beinen aufstellten. In meinem Bauch zogen sich alle meine Eingeweide zu einem einzigen Kloß zusammen. Mein Herz klopfte so stark, dass ich dachte, es würde gleich aus meinem Hals herausspringen. Obendrein verlor ich mich in einer gewaltigen Trauer. Hemmungslos heulte ich vor mich hin. Ich war ganz allein in meinem Stall, allein mit meinen Pferden, die genüsslich und geräuschvoll ihr Heu zermahlten. Ihre entspannte Gegenwart hatte meine Dämme gesprengt und tröstete mich in meiner schweren Krise.

Ich weiß nicht, wie lange ich dort gesessen und geweint habe. Eines hingegen ist mir dabei glasklar geworden – ich konnte und wollte in diesem Job nicht mehr weiterarbeiten. Irgendwann hätte ich ein Messer im Rücken, hineingestoßen von einer Person, zu der ich eine Beziehung aufgebaut hatte, ja, die ich begonnen hatte zu mögen und der ich vertraute. Wer konnte mir denn die Garantie dafür geben, dass nicht in allen anderen Patienten, die ich betreute, ein Brodt steckte? Ein Brodt oder irgendein anderer, der die Menschen so sehr hasste, dass er imstande war, jemanden, vielleicht mich, umzubringen. Ich betreute ungefähr zu achtzig bis neunzig Prozent traumatisierte Frauen. Woher sollte ich wissen, in wie vielen von ihnen noch andere Persönlichkeiten steckten? Je mehr ich darüber nachdachte, desto größer wurde meine Angst, mein Entsetzen und meine riesengroße Traurigkeit.

Ich schrieb Annette, meiner Kollegin, eine SMS. Ich würde meinen Job kündigen. Etwas anderes fiel mir in meiner Hilflosigkeit nicht ein.

Annette rief mich an und fragte: „Was ist denn los?"

Ich konnte vor lauter Weinen kaum antworten und so sagte ich nur unter Tränen: „Ich kann nicht mehr."

„Bleib, wo du bist. Ich bin gleich da." Annette wusste, wo ich war, immer um neun Uhr morgens bei meinen Pferden.

Zehn Minuten später nahm sie mich in die Arme. „Komm, steig ein. Wir fahren jetzt in die Praxis, ich habe schon angerufen."

„Ute, was ist denn bloß passiert?", fragte sie. Ich saß mit ihr in dem kleinen Fiat Punto, den wir abwechselnd als Dienstwagen fuhren. „Du warst doch vorgestern noch so gut gelaunt. Als du uns die Geschichte mit Miriam erzählt hast, konnte ich mir wirklich nicht vorstellen, dass man so etwas ohne Schaden zu nehmen übersteht. Ich dachte mir schon, dass da noch was kommt." Für Annette war das klar, für mich nicht. Ich war zu müde zum Antworten, und was hätte ich auch sagen sollen? Also fügte ich nur ein „keine Ahnung" hinzu. Den Rest der Fahrt sprachen wir nicht weiter. Ich blickte aus dem Fenster, ohne die grün werdenden Wiesen und Bäume wahrzunehmen.

In der Praxis konnten wir gleich in das Sprechzimmer des Arztes eintreten. Ich fühlte mich elend, müde und verletzt. Jetzt saß ich hier als Patientin neben meiner Kollegin. Auch das noch, wie peinlich. Mir blieb auch wirklich nichts erspart.

Als der Arzt das Zimmer betrat, wirkte er sehr verständnisvoll. Nachdem ich ihm den gesamten Vorfall geschildert hatte, beugte er sich mit seinem Oberkörper über den Schreibtisch zu mir hinüber. Seine Augen sahen sehr mitfühlend aus und er wirkte erschrocken über das, was ich ihm hier berichtete.

Als ich zu Ende gesprochen hatte, sagte er zu mir: „Sie haben wirklich etwas sehr Schlimmes erlebt. Was Sie jetzt haben, nennt man sekundäre Traumatisierung. Wenn wir hier von einer Explosion des Traumas sprechen, dann haben Sie ein paar von den Splittern abbekommen." Während er mir das erklärte, fühlte ich mich ernst genommen und war froh, dass Annette mich hergebracht hatte.

„Ich kann Ihnen helfen, Ihre schlechten Gefühle, die Sie jetzt haben, zu neutralisieren. Wollen Sie das ausprobieren?"

„Was meinen Sie damit?"

„Ich kann eine Klopftechnik mit Ihnen durchführen. Das ist ganz einfach", erklärte er. Ich spürte den Blick von Annette, die mich genau beobachtete. Es war ein warmer Frühlingstag. Die Sonne schien durch das große Fenster im Sprechzimmer.

„Ja, in Ordnung." Ich wollte den Frühling genießen, den Duft der Blumen riechen und wieder glücklich sein. Ich wollte auf keinen Fall in einer solch fürchterlichen Stimmung verweilen.

Der Arzt, mit dem wir schon einige Jahre eng zusammenarbeiteten, forderte mich auf, mir die Gefühle, die ich an besagtem Abend erfolgreich verdrängt hatte, nun aber präsent waren, ins Gedächtnis zu rufen. Gleichzeitig sollte ich mit dem Mittelfinger gegen mein Jochbein klopfen. Ich fand den Vorschlag sehr seltsam, tat es trotzdem.

Ob es die Klopftechnik war oder die Tatsache, dass ich mit meinen Sorgen ernst genommen wurde, jedenfalls ging es mir nach dem Praxisbesuch wesentlich besser. Dennoch befolgte ich an diesem Tag den Rat meiner Kollegin und sagte alle Folgetermine ab. Ich ging nach Hause, nahm ein Bad und ruhte mich aus. Am nächsten Tag war aller Kummer vergessen und ich konnte wieder arbeiten. Für die endgültige Verarbeitung meines Einsatzes bei Miriam brauchte ich noch mehrere Supervisionen in unserer Institution und bei Fortbildungen. Indessen halfen mir wieder einmal vorrangig meine Pferde. Sie waren und sind meine beste Therapie.

Miriam und ihr Leben nach der Klinik

Miriam blieb ungefähr eine Woche in der Klinik. Nachdem man sie dort mit Tavor, einem sehr starken Beruhigungsmittel, das sehr schnell abhängig macht, ruhig gestellt hatte, musste Miriam als Ex-Junkie zu Hause erst mal einen heftigen Entzug durchmachen.

Zwei Wochen nach dem „aufregenden" Abend begannen wir wieder mit den pferdegestützten Therapiestunden. Miriam hatte mittlerweile ein relativ gutes Vertrauensverhältnis zu mir aufgebaut. Wir besuchten regelmäßig die Pferde. Miriam konnte es inzwischen auch aushalten, wenn ich mich in ihrer Nähe aufhielt, während sie das Pferd putzte. Wir hatten neben der ganzen Problematik, die ihre Vergangenheit und Gegenwart betraf, durchaus auch sehr konstruktive Gespräche.

So entwickelte Miriam, die von Anfang an eine besondere Gabe hatte, mit den Tieren umzugehen, Pläne, wie sie zum Beispiel Tierheilpraktiker oder ähnliches werden könnte. Wenn Miriam Tiere behandeln würde, müsste sie sich auch mit den Besitzern auseinandersetzen. Da Miriam aber immer noch Menschen mied, würde es zunächst bei der Planung bleiben. Aber zumindest entwickelte sie Ziele, die über den geplanten Suizid in fünf Jahren hinausgingen. Das war immerhin ein Anfang.

Es war inzwischen Sommer geworden. Die Sonne brannte auf die Wiesen, ohne dass es in der letzten Zeit einen erlösenden Regenschauer gegeben hätte. Die Tiere litten unter der Hitze und die Menschen fanden Zuflucht in ihren schattigen Häusern. Die Pferde suchten Schatten unter einer großen Trauerweide, die inmitten der von Bächen umsäumten Weide stand. Darunter standen Kenja, Kimberly und Samurai. Dabei waren noch eine rehbraune Haflingerstute mit schneeweißer Mähne, ein silbergrauer Araber und ein weißes altes Pony.

Als wir wieder einmal bei der Koppel aus dem Auto ausstiegen, fragte ich Miriam: „Was möchten Sie heute gerne tun?" Miriam wirkte ein wenig müde. Es war nicht zu übersehen, dass ihr die Hitze ebenfalls zusetzte.

„Ich glaube, ich möchte nur mal sehen, was so passiert. Mal schauen, was sich so anbietet." Das mochte ich so sehr an Miriam. Sie hatte nie einen Plan, den sie unbedingt durchsetzen wollte. Sie wartete immer ab, was sich so ergab. Miriam ging zur Weide und schaute einfach nur zu den Pferden. Natürlich kamen sie neugierig an den Zaun getrottet.

„Soll ich Kenja rausholen, Miriam?"

„Ach ja, dann kann ich ihr etwas erzählen."

Ich führte die Stute durch den Zauneingang zu Miriam. Miriam stellte sich mit ihrem Körper genau vor den Kopf des Pferdes. Kenja ließ den Kopf sinken. Miriam sagte kein Wort. Trotzdem sah es so aus, als sprächen die beiden miteinander oder tauschten ihre Gedanken aus. Kenja wirkte absolut entspannt. Auch Miriam, die verletzte Person, wirkte so, als hätte sie ihren Frieden gefunden.

Irgendetwas veranlasste mich, meinen Blick von diesem ungleichen Paar abzuwenden und zu den anderen Pferden auf der Weide zu schauen. Ich glaubte, meinen Augen nicht zu trauen. Die anderen fünf Pferde standen nicht mehr unter der Trauerweide, sondern hatten sich zu Kenja und Miriam an den Zaun gesellt. Aber nicht nur das, nein, sie waren genauso entspannt wie Kenja. Sie standen dort mit gesenkten Köpfen und schienen sich in einer Art Trance zu befinden. Ein unglaublicher Anblick!

Ich ließ die Szenerie auf mich wirken, aber leider stand mein nächster Termin an, also sagte ich leise zu Miriam: „Wir müssen langsam zum Ende kommen."

Miriam antwortete nicht, sondern streichelte Kenja weiter über die Stirn. Sie sagte kein Wort, als die Stute zu gähnen begann. Ich sah zu den anderen Pferden hinüber und konnte das, was ich da sah, wieder kaum glauben. Alle fünf Pferde begannen gleichzeitig zu gähnen und sich zu strecken.

„Meine Güte! Was war das? Was ging hier vor?", dachte ich. „Was haben Sie ihr gesagt?", fragte ich Miriam laut und leicht irritiert.

Miriam lachte, als sie meine Verwunderung bemerkte. „Ich habe ihr gesagt, dass wir jetzt aufhören müssen, dass ich aber wiederkommen werde."

„Miriam, Sie haben kein Wort gesprochen. Sie haben telepathische Kräfte." Hier war ich Augenzeuge einer telepathischen Kommunikation zwischen Mensch und Pferden geworden.

Nach dem Ereignis mit Miriam las ich ein Buch mit dem Titel *Aufschrei* von der Autorin Truddy Chase. Dieses Buch handelt von einer Frau, die ihren Psychiater darum bittet, während ihrer Sitzungen Aufzeichnungen zu machen. Es stellt sich später heraus, dass diese Frau aus mehr als neunzig Persönlichkeiten besteht. Die Aufzeichnungen, die der Arzt macht, sind alle sehr verrauscht. Er stellt später fest, dass das Rauschen aus den Energien der verschiedenen Persönlichkeiten besteht.

In Miriams Fall ahnte ich, dass es sich hier um ein ähnliches Phänomen handeln konnte. Die Energien von Miriam waren so stark, dass sie fünf Pferde gleichzeitig in einen tranceähnlichen Zustand versetzen und wieder zurückholen konnte.

„Miriam, Sie haben wirklich besondere Fähigkeiten. Wenn Sie diese Energien, die Sie zur Verfügung haben, in positive Bahnen lenken, können Sie Großes leisten", teilte ich ihr bei der Aufarbeitung während unseres nächsten Treffens mit. Ich verkniff mir die Aussage, was wohl passieren könnte, wenn es sich nicht um positive, sondern um negative Energien handeln würde. Aber das hatte ich erlebt, als ich Brodt kennenlernte.

Miriam lernte durch die Pferde, Beziehungen zu erleben und weiter aufzubauen. Wir arbeiteten über mehrere Jahre zusammen und die anfängliche Scheu wuchs zu einem echten Vertrauensverhältnis. Miriam entwickelte nach und nach ein Leben außerhalb ihrer eigenen vier Wände. Sie entdeckte ihre Liebe zu den Pferden und träumte davon, irgendwann einmal ein eigenes Pferd zu besitzen.

Sie fand Freunde in ihrem Umfeld und baute eine gesunde Beziehung zu ihrer Tochter auf. Karsten und sie wurden wieder ein Paar. Die sozialen Kontakte, die sie zu Beginn unseres Kennenlernens nicht oder nur unzureichend hatte, wuchsen auf ein sehr angenehmes und gesundes Niveau. Die Suizidgedanken, die während des Beginns unserer ersten Treffen eine dominante Rolle gespielt hatten, rückten immer weiter in den Hintergrund, wenn sie auch nie komplett aus ihrem Leben wegzudenken waren.

Wenn Miriam vor ein paar Jahren noch verkündete, sie wolle warten, bis ihre Tochter achtzehn sei, so sagte sie nun: „Ich möchte erleben, wie es mit Maike weiter geht. Wir haben mittlerweile ein sehr gutes Verhältnis. Ich möchte erleben, wie meine Tochter sich weiterentwickelt."

Michi und die vielen Kinder

Als Michaela zu unserem ersten Termin kam, wurde sie von einer Betreuerin begleitet. Michaela stand mit der jungen Frau, Kerstin, an der
Wand unseres Büros und zog nervös an ihrer Zigarette. Sie hatte eine
zierliche Gestalt und ihre kurzen, schwarzen Haare glänzten mit einem
Blauschimmer in der strahlenden Sonne. Es war Mitte Oktober und so
langsam musste man sich gefühlsmäßig auf den Winter vorbereiten.

„Hallo Michaela?", fragte ich freundlich und bemüht, einen vertrau-
enswürdigen Eindruck auf die sichtbar ängstliche Frau, die Mitte vierzig
zu sein schien, zu machen.

„Ja", antwortete sie verlegen lächelnd, indem sie mir die Hand ent-
gegenstreckte.

Kerstin, die Betreuerin, lenkte ein. „Sie ist sehr aufgeregt heute. Sie
kennen sich mit dem Krankheitsbild aus?"

„Ich habe weder eine Verordnung gesehen, auf der die Diagnose
steht, noch weiß ich sonst irgendwoher, was Michaela für eine Erkrankung hat." Ich hatte keine Ahnung, worauf sie hinauswollte.

Kerstin blieb jedoch bei ihren Andeutungen. „Hat meine Kollegin Sie
denn nicht angerufen?" Es schien, als ob sie nach den richtigen Worten
suchte, um mir die Diagnose meiner neuen Patientin mitzuteilen. Nachdem ich auch diese Frage verneinte, begann sie zögernd: „Eigentlich
war es so abgesprochen, dass Sie vorher informiert werden."

Ich musste mich wirklich zusammennehmen, um nicht ungeduldig zu
werden.

Nach einem weiteren Zögern rückte Kerstin endlich mit den Fakten
raus: „Michaela ist multiple. Kennen Sie sich damit aus?" Sie sah mich
erwartungsvoll an. Was erwartete sie? Sollte ich sagen: „Oh Gott,
kommt gar nicht in Frage! Nehmen Sie sie wieder mit!"

Laut sprach ich: „Ja, ich habe zwei weitere Patientinnen mit dieser
Persönlichkeit. Die beiden kenne ich und weiß, wie ich damit umgehen
muss. Gibt es hier etwas zu beachten? Gibt es böse Anteile, die öfter
hervortreten?"

Kerstin versicherte, dass es die zwar geben könnte, aber diese noch
nie in ihrer Gegenwart oder der ihrer Kollegen aufgetreten wären.

„So, Michaela, dann wollen wir mal zu den Pferden gehen." Ich wollte nun endlich die Theorie beenden und mich um meine Patientin kümmern.

Michi, so wollte sie gerne genannt werden, hatte während des ganzen Gespräches mit den Katzen, die gerade dort herumliefen, geschmust. Jetzt strahlte ihr Gesicht, ihre Augen leuchteten und sie rief euphorisch: „Ja!" Dann stapfte sie los. Kerstin folgte ihr. In diesem Moment war mir noch nicht aufgefallen, dass Michi „geswitcht" war. „Welches Pferd möchten Sie denn?"

Kerstin grinste verschmitzt und sah Michi an. „Kimberly, oder?"

„Ja, Kimberly", strahlte Michi.

Bevor ich fragen konnte, woher die beiden Damen den Namen des Pferdes kannten, sagte Kerstin: „Wir haben die Pferde im Internet gesehen."

Ich führte Kimmi aus dem Paddock auf den Hof und band sie am Scheunentor an. Dann holte ich die Putzkiste und erklärte Michi, wie sie das Pferd putzen sollte. Als Michi sich nach oben streckte und augenscheinlich Schwierigkeiten hatte, das Pferd auf dem Rücken zu striegeln, obwohl ihre Körpergröße ausreichend war, verstand ich, dass ich nicht mehr mit Michi sprach. Gleichzeitig war Kimberly sehr unruhig geworden, was ich nur von ihr kannte, wenn sie mit mehreren Kindern Therapie machen sollte. Aus diesem Grund hatte ich für meine Kindergruppe auch Kenja als Therapiepferd gewählt. Kimberly schien genau zu spüren, dass hier etwas nicht stimmte. Sie drehte ständig den Kopf, um genau zu sehen, was da vor sich ging.

„Mit wem spreche ich denn gerade?", fragte ich meine Patientin.

„Klene Mimi", antwortete sie kichernd.

„Und wie alt ist Mimi?"

„Fünf", fügte sie leise hinzu. Ich versuchte, ihr Kimberlys unruhiges Verhalten zu erklären, indem ich ihr mitteilte, dass die Stute nicht so ganz kinderfreundlich ist, wobei ich dieses Verhalten, wie gesagt, nur im Zusammenhang mit mehreren Kindern erlebt habe. War nur ein Kind anwesend, hatte das Pferd kein Problem.

Mimi beantwortete mir jedoch meine nicht gestellte Frage mit den Worten: „Hier sind ja auch 'ne Menge Kinder." Dabei lachte sie wieder spitzbübisch. Ich war verblüfft, hatte meine Stute Kimberly doch tatsächlich diese vielen Kinder in Michaela wahrgenommen.

Nach dem Putzen gingen wir gemeinsam in die Reithalle. Ich wollte Mimi gerade dazu auffordern, das Pferd am Strick ein wenig durch die Halle laufen zu lassen, als meine Patientin erstarrte. Sie stand da und stammelte vor sich hin. „Nein, Angst!"

Ich hatte sie aus Versehen mit dem Hochnehmen des Sticks angetriggert. Das heißt, ich hatte Mimi in eine schlimme Situation zurückgeworfen, die sie wahrscheinlich an Schläge oder geschlagen werden erinnert hat.

Sofort legte ich den Strick beiseite und wechselte das Thema. „Mimi, möchtest du Kimberly in der Halle spazieren führen?" Gott sei Dank hatte sie sich wieder gefangen und begann, Kimberly an dem Führstrick, der am Halfter befestigt war, durch die Halle zu führen. Hier erwies sich die Stute als wenig kooperativ. Das Tier war so unruhig, dass ich Bedenken hatte, ob die fünfjährige Mimi und ihre Freunde die Kontrolle über das Pferd behalten würden. Da kam mir eine Idee. Ich wollte doch mal sehen, wie Kimberly reagieren würde, wenn sie von einem Erwachsenen geführt würde.

„Michi? Kann ich bitte mal mit Michi sprechen?" Ich sprach sehr laut, damit ich gegen die vielen Kinder ankam. Und da geschah es. Michi streckte sich, rollte die Schultern und stand auf einmal aufgerichtet in der Hallenmitte.

„Ja?", antwortete sie und sah mich erwartungsvoll an. Sofort begann ich, meine Patientin wieder mit „Sie" anzusprechen. „Michi, versuchen Sie, Kimberly in der Halle herumzuführen."

Die Veränderung war phänomenal. Kimberly wurde sofort ruhig und ließ sich von der Frau vertrauensvoll durch die Halle führen. Bedingt durch den Stolz, den Michi verspürte, richtete sich ihr Körper bei jedem Schritt weiter auf. Nach ungefähr einer Viertelstunde ließ ich sie den Strick vom Halfter lösen. Ich war mir sicher, dass die Stute ihrem Leitbild auch ohne Führseil folgen würde. Und genauso geschah es. Das Pferd lief die ganze Zeit hinter Michi her. Die beiden hatten eine wunderbare Verbindung und Kimberly richtete Michi würdevoll auf.

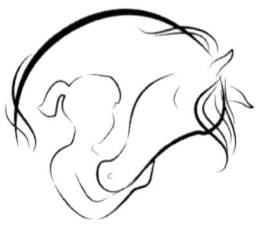

Würdigen, was ist

Während meiner Arbeit mit traumatisierten Menschen habe ich viel von diesen und von den Pferden lernen dürfen. Einen Satz, den ich bei meiner Weiterbildung als kreative Traumatherapeutin gelernt habe, ist: „Würdigen, was ist!"

Unbewusst tat ich dies schon immer. Doch seit ich diesen Satz von meinen Dozenten in der Zukunftswerkstatt gehört habe, ist er mir immer präsent.

„Würdigen, was ist" heißt, die Menschen so zu nehmen, wie sie sind. Ihr Leben nicht verändern zu müssen, wenn sie es nicht wollen. Die schrecklichen Erlebnisse würdigen, und ihre Auswirkungen. Aber auch die Pferde wollen gewürdigt werden. Sie leisten jeden Tag eine enorme Arbeit. Die Pferde spiegeln die Verhaltensweisen meiner Patienten. Dadurch stehen sie oft unter einem starken seelischen Druck. Würdigen, was ist! Wenn die Pferde die Ohren anlegen oder auch mal mit dem Bein drohen, werden sie nicht von mir bestraft. Sie dürfen natürlich nicht beißen oder schlagen, aber sie dürfen und sollen ihren Unmut zeigen. Denn nur dadurch kann der Patient von dem Tier lernen. Die Patienten können so ein Spiegelbild ihrer Seele sehen. In keiner anderen Therapie ist das in dieser Form möglich. Das Spiegeln der Pferde wird auch wesentlich besser angenommen als das Spiegeln eines menschlichen Therapeuten. Pferde werten nicht. Sie zeigen nur, was sie wahrnehmen. Pferde reagieren sofort, ohne erst darüber nachzudenken. Dieses Verhalten der Tiere achte und würdige ich.

Als Therapeutin muss ich die Reaktionen meiner Pferde erkennen und interpretieren können. Meine Pflicht ist es, auf das Wohl meiner Patienten und auf das meiner Tiere zu achten. Ich übernehme eine große Verantwortung. Erkennen, inwieweit der Patient und das Tier an seine Grenzen geht, um sich selbst nicht zu überfordern und vom Gegenüber nicht überfordert zu werden. Es ist wichtig, immer wieder die Grenzen auszuloten und darzustellen. Wenn ich bemerke, dass ein Patient sich selbst überfordert, biete ich ihm eine Hilfestellung in Form einer mentalen Pause an. Das kann eine ganz einfache Sache sein, indem ich den Gesprächsverlauf vom Problem abwende und etwas völlig Alltägliches berichte oder berichten lasse. Bemerke ich, dass eins meiner Pferde mit der Situation überfordert ist, breche ich die Interaktion mit dem Tier ab und wähle statt dessen ein anderes Medium wie zum Beispiel Malen, Musizieren oder einfach nur Reden. Das Pferd kann sich im Schutz der Herde wieder rehabilitieren. Falls der Stress eines der Tiere anhält, bekommt es erst mal eine Urlaubseinheit auf der Weide mit einem anderen Artgenossen. Ich bin stets um die Sicherheit und den Respekt meiner Patienten und meiner Pferde bemüht.

Würdigen und wertschätzen ist das, was ich in meiner Arbeit meinen Tieren, meinen Patienten und meinen Kollegen stets entgegenbringe. Diese Wertschätzung erwarte ich auch von den Menschen, mit denen ich meine Zeit verbringe, im privaten wie auch im beruflichen Alltag.

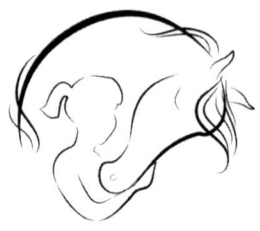

Ein Wort zum Schluss

Die Arbeit mit den Pferden ist für mich die Erfüllung meines Lebenstraums. Ich hatte eine Vision. Diese bestand darin, Menschen mit seelischen Verletzungen mit Hilfe meiner Pferde bei ihrer Heilung zu unterstützen. Ich habe in den letzten zehn Jahren, in denen ich als Reittherapeutin gearbeitet habe, vielen Menschen geholfen, einen anderen, vielleicht besseren Weg für sich zu finden. Die Pferde haben die Gefühle der Menschen aufgedeckt und teilweise ihre Lebenssituation wie in einem Kurzfilm nachgespielt.

Als ich mit meiner Weiterbildung 2002 begann, glaubte niemand daran, dass ich jemals so erfolgreich in dieser Sparte arbeiten würde. Ich habe jedoch immer an mich geglaubt und habe Menschen gefunden, die ebenfalls an mich glaubten. Menschen, die meine Arbeit wertgeschätzt haben und mich in meinem Vorhaben unterstützten. Ich bin überzeugt davon, dass Pferde einen großen Beitrag in der Therapie mit psychisch kranken Menschen leisten können. Außerdem fördern sie das Selbstbewusstsein und die Selbstdisziplin des Menschen.

Ich selbst bilde mich immer weiter, in Form von Seminaren, Tagungen und Lektüre. Meine persönliche Reife entwickle ich unter anderem im Erlernen der klassisch-barocken Reitkunst weiter. Hier wird ein hohes Maß an Selbstdisziplin, Körpergefühl und Einfühlungsvermögen gefordert. Diese Dinge sind zwingend notwendig für die Arbeit mit dem Pferd und meinen Klienten.

Im nächsten Jahr möchte ich den Trainer-C-Schein im barocken Reiten absolvieren, um talentierte Patienten auch reiterlich fördern zu können. Ich bin der Meinung, dass viele Reiter ihre Fähigkeiten beim Reiten verbessern könnten, würden sie ihren Pferden zuhören und ihren eigenen Gefühlen vertrauen.

Ein weiterer Zukunftswunsch von mir ist es, Menschen, die reiterliche Probleme oder Probleme mit ihren Pferden haben, einen neuen Weg aufzuzeigen. Denn gefühlvolles Reiten ist nur möglich, wenn man sich seinen eigenen Gefühlen stellt. Ich bin der Meinung, dass es viel mehr talentierte Reiter gibt, als wir sehen. Im Reitsport wird nur leider primär an der Technik gefeilt als am Gefühl des Reiters. Reitschülern wird immer noch gesagt: „Mit mehr Gefühl!"

Aber woher soll der Schüler wissen, was Gefühl ist, wenn er es nie wirklich kennengelernt hat? Es gibt viele Menschen, die Gefühle nicht zulassen können. Manche haben es einfach nie gelernt. Ich möchte mit meiner Therapie die Reiter- und Pferdewelt ein wenig besser machen. Denn die Reiter sind glücklicher, wenn sie mit mehr Gefühl reiten können und die Pferde sind es auch, weil sie weniger grob behandelt und vor allem gefühlvoller geritten werden.

Danksagung

Mein besonderer Dank gilt Dominik und Madeline, meinen beiden Kindern, und vor allem meinem Mann Olaf, für seine Liebe zu mir und das Vertrauen in mich und in unsere neue Firma.

Meinen Schwiegereltern und meinen Eltern, die mir schon als Kind die Möglichkeit gegeben haben, zu reiten und bei den Pferden zu sein, danke ich von Herzen.

Ich bedanke mich bei meiner Lektorin, Andrea Zieglowski, für die vielen gemeinsamen Stunden am Telefon und für ihre Bereitschaft, dieses Buch zu lektorieren. Ohne sie würde dieses Buch nicht veröffentlicht.

Vielen Dank an Ulrike Dietmann für das Coaching und ihre ständige Ermutigung zum Schreiben. Ohne dich, Ulrike, hätte ich dieses Buch nicht geschrieben.

Meinen Pferden, die mich gelehrt haben, ihnen zuzuhören und die mich mein ganzes Leben begleitet haben, danke ich. Sie waren immer für mich da, stets dazu bereit, die kleinen und großen Verletzungen meiner Seele und die meiner Patienten zu heilen.

Ich bedanke mich bei meinen Mitgesellschaftern und Mitarbeitern für ihr Vertrauen. Ohne sie würde es keine neue Firma geben.

Besonderer Dank an meine beiden Freundinnen und Kolleginnen Ulrike Abel und ihren Mann Torsten Hundt und an Nicole Meyne und ihren Mann Marcus für die Unterstützung bei der Arbeit rund um die Pferde und für ihre Freundschaft.

Meinen Dank richte ich auch an Herrn Shobeiry und Herrn Müller-Dethard für das mir entgegengebrachte Vertrauen und die gute langjährige Zusammenarbeit. Vielen Dank auch an das gesamte Praxisteam.

Ich bedanke mich bei Raik Hallensleben für die fundierte Ausbildung und die Möglichkeit, weiter am Plennschützer Institut zu unterrichten.

Ich bedanke mich bei der Zukunftswerkstatt, insbesondere bei Eva-Maria Lütgemeier, Birgit Menner und Gabriele Frick-Bär, für die umfassende Weiterbildung in kreativer Traumatherapie und die darin enthaltene supervisorische Unterstützung.

Vielen Dank an Herrn Dr. Peter Bastian, ehem. Leiter der SPZA an der medizinischen Hochschule Hannover, der mich dazu ermuntert hat, ein Buch über meine Erlebnisse in der Reittherapie zu schreiben.

Ganz besonders bedanke ich mich auch bei meiner Supervisorin und Freundin, Petra Ubben, für die jahrelange supervisorische und freundschaftliche Begleitung.

Ich bedanke mich bei meinen Freunden Marina Schünemann, Christina und Jürgen Reis sowie Dirk und Ellen Weber, die immer ein offenes Ohr für mich haben.

Autorenprofil

Ute Wilhelms arbeitet seit vielen Jahren in der pferdegestützten ambulanten psychiatrischen Pflege und ist eine Pionierin auf diesem Gebiet. Sie besitzt fünf Pferde, die sie selbst ausgebildet hat und die sie bei ihrer Arbeit unterstützen.

Sie ist Mitinhaberin eines eigenen psychiatrischen Pflegediensts, des Kentaurus Fachpflegedienst. Kentaurus hat es sich zur Aufgabe gemacht, Menschen mit psychischen Problemen mit oder ohne Pferde ambulant zu betreuen.

Weiter unterrichtet sie am Plennschützer Institut „Traumatherapeutische Arbeit mit Pferden".

Sie hat zwei erwachsene Kinder und lebt mit ihrem Mann in Niedersachsen.

Besuchen Sie die Homepage: www.kentaur-spirit.de

Literaturliste

Britsch, Karl-Heinz: Bindung und Trauma

Chase, Trudy: Aufschrei

Henry, Julius (Prof. Dr.): Neurobiologische und psychologische Mechanismen tiergestützter Intervention mit Pferden
(Vortrag, der nicht gehalten, aber im Programmheft des Kongresses für Reittherapeuten, der im Oktober 2011 in Konstanz stattfand, abgedruckt ist)

Kurylas, Angela (Dr.): Spieglein, Spieglein ... das Pferd als Spiegel unseres Verhaltens – Beispiele aus der Praxis und neurowissenschaftliche Erklärungsansätze
(Vortrag im Rahmen des Kongresses für Reittherapeuten, der im Oktober 2011 in Konstanz stattfand)

Smith, Penelope: Gespräche mit Tieren

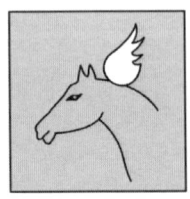

www.spiritbooks.de

Bücher, die authentisch sind und Spirit haben

Die Bücher des Verlags erhalten Sie in allen Buchhandlungen und bei zahlreichen Online-Anbietern wie amazon.de. Sie können die Bücher auch beim Verlag direkt bestellen: www.spiritbooks.de.

Wenn Sie direkt beim Verlag bestellen unterstützen Sie den Verlag und die Autoren.

Die Vision des Verlags

Vertrauen in das Gespür von Leserinnen und Lesern

Bedingungslos authentische Bücher

Autorinnen und Autoren als Persönlichkeiten, die etwas Unverwechselbares zu erzählen haben

www.spiritbooks.de

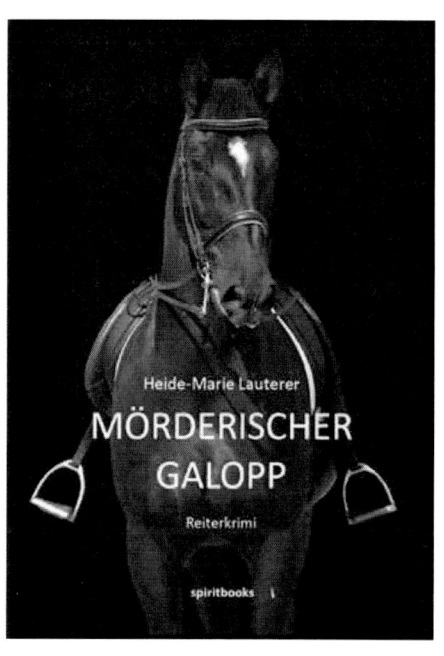

Heide-Marie Lauterer

"Mörderischer Galopp"

Ein Krimi aus dem mörderischen Reitstall-Alltag, unterhaltsam, humorvoll, gnadenlos.

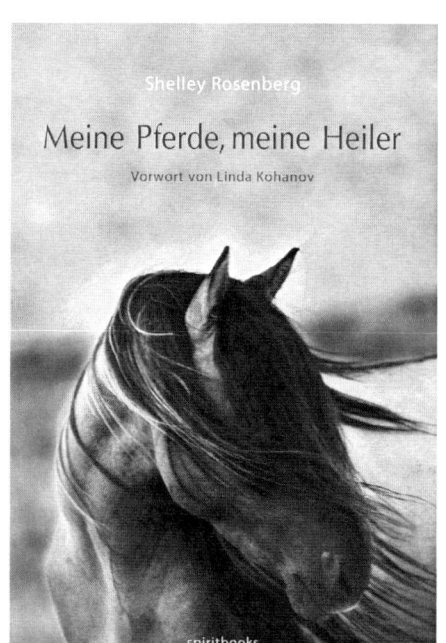

Shelley Rosenberg
"Meine Pferde, meine Heiler"

Lesen Sie die bewegende Autobiografie der Grand-Prix-Reiterin Shelley Rosenberg mit einem Vorwort von Linda Kohanov.

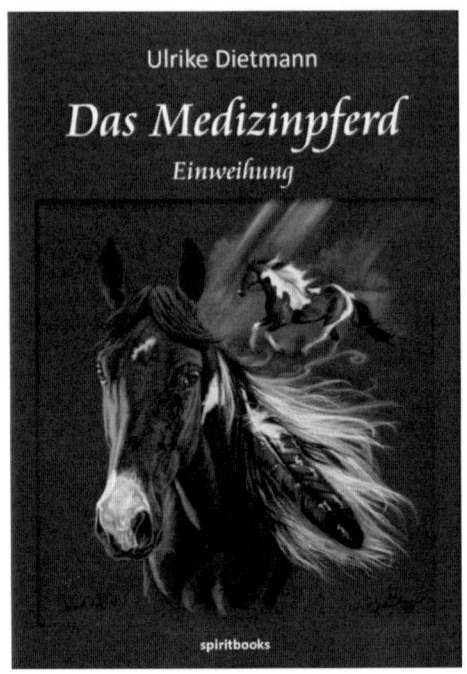

Ulrike Dietmann
"Das Medizinpferd"
Einweihung

Valeries Tochter ist bei einem Reitunfall ums Leben gekommen. Valeries Leben scheint für immer zerbrochen. Bis ein Medizinpferd namens Gitanes auftaucht und sein Besitzer, Tom, Valerie zu einer Reise nach Arizona, USA einlädt. Dort erlebt sie unter den Nachkommen von Indianern eine spirituelle Einweihung in eine unbekannte Wirklichkeit.

www.spiritbooks.de